廚房裡的中醫師

中醫診所院長
李思儀——著

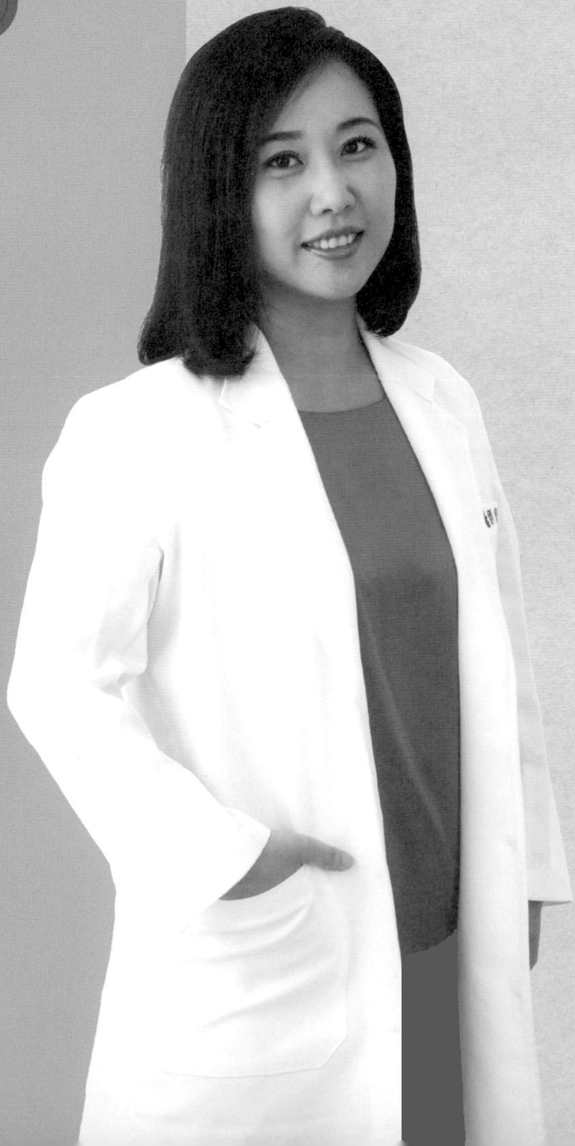

〔推薦序〕

善養身者善於擇食

台北市中醫師公會名譽理事長　陳旺全

「醫食同源」原是中國自古的醫療文化，許多人對於養生往往捨近求遠，忽略每天吃的食物與身體的健康狀況是息息相關，我很高興看到這本《廚房裡的中醫師》問世，它透過了解食物的屬性與性味，選擇適合自己的食材來照顧身體，養身就是讓自己的身體回歸平衡達到健康，俗話說「善養身者善於擇食」。

李思儀醫師擁有深厚的文化背景，透過她深入淺出娓娓道來每種食物的療效，彷彿每一種食材都擁有鮮活的生命力，廚房中的柴米油鹽和五穀雜糧，都有著自己獨特鮮明的印記，食物不僅是用來食用，更能用以療病，中醫的奧妙不僅是在於診間治療，同時也潛藏在日常的生活中。很高興李醫師能將中醫的精髓文化透過這本書描繪得淋漓盡致，分享給大家，讓每個人的廚房都有位中醫師來守護大家的健康。

我與思儀醫師相識已久，她總是親切的照顧每個患者，對於中醫也有著深切的熱誠，相信這樣一位「視病如親」的醫師，對於她所用心分享的事物，絕對可以從中獲知許多，好好認識每一種食材，懂得食物的個性，知食善食，這本書就是你進入中醫領域最好的選擇之一，同時也是用來照顧家人健康的最好工具書，我誠摯向你推薦《廚房裡的中醫師》。

〔推薦序〕

連新手媽媽都實用的一本書

知名藝人 王怡仁

當初會接觸李醫師，是因為我的母親。每次看完診，她總是很雀躍，整個人也越來越神清氣爽。這可讓我十分好奇，到底是什麼樣的醫師可以有這樣的效果，決定自己也去感受一下。

初見李醫師先是對她白嫩的皮膚留下好印象，她一開口溫柔卻又充滿信服力的聲音更讓人放心，而且會相信她；不過真正讓我只要在台北就想每週向她報到的原因，還是她的技術和療效，尤其是獨創的耳針。好幾次我有點發燒，或是落枕、或腰痠背痛，做完耳針之後，真的是馬上通體舒暢許多。

我自己是個超級怕痛的人，但李醫師針灸埋線的技術快狠準，讓我不會因為怕痛而不去治療。過去常常喝到不但苦還容易讓我拉肚子的藥方，總以為中藥就是和苦劃上等號，一直到遇到李醫師才打破這想法，她開的水藥是意外的好喝，而且很溫和，成為我每天早上空腹喝的第一樣東西，沒喝到還會渾身沒勁呢！

以前我身體一有狀況就吃西藥，久了出現抗藥性，身體沒好反而傷了胃，但李醫師的藥方卻沒這問題，整個人抵抗力和體質慢慢變好，也不像以前容易感冒，尤其在產後恢復得特別順利。產後很多人看到我素顏，都會不好意思的說：「我真的覺得妳不要化妝，皮膚看起來比較好耶！」其實不是我化妝技術太差，是我的皮膚真的比產前好很多，雖然可能和現在少化妝有關，但李醫師也絕對幫了不少忙。她讓我慢慢把身體調得更健康，身體本質好了，氣色也好了，身材要瘦也快！

我當媽媽後，因為要餵母乳，都會特別注意自己每一口吃下肚的東西，不管是自己或是兒子，遇到各式身體上的問題，總能在李醫師身上得到有效的解決方法。她總會細心的告訴我，該用什麼樣的食材做出好喝又有效的湯品，如今她把所有秘方都整理出來，以後就方便了。這本書將會好好地供在我的廚房裡，實在太適合我這種新手媽媽了！

〔推薦序〕

傳承的記憶，愛的養生料理

暢銷書作家、馬甲線女神
張婷媗

小時候我很喜歡在廚房找食材，然後模仿著媽媽料理的步驟，下蔥、下薑、下麻油……媽媽是我眼中的妙廚師，總是會跟著四季輪轉，端出養生養氣的料理，也奠定我從此對食材熟悉的認知。

到現在，我仍然會按這些方便取用的中醫食材做料理給我的家人吃。當孩子食物過敏，綠豆就是我的良藥，其清熱解毒功效可以暫解跑急診的困擾。還有可消水腫的薏仁是我在代謝狀況較差的時候會飲用的，這些在書中都有相當清楚的描述。另外我最常入菜的便是書中提到的胡桃、松子與杏仁等各式堅果，我會放在孩子的便當裡，有時在外面餓了，也會以此補充身體所需的營養，搭配在飯裡的口感又相當美好，是一種建議隨身攜帶的解飢好物。

我在從七十幾公斤調整到目前的身材時，除了運動佔了生活的百分之三十外，最重要的就是要了解食物的選擇。認識我的人都知道，每天豐富滿點的早餐就是我一天的開始。持續的運動中，我都會補充足夠的營養與好的養分讓身體吸收，有了好食物與減少添加物的食物，可以讓身體少一些分解上的勞累，身體自然會有正常的運作，再進行運動便會有更好的效果。運動後我也會補充大量的蛋白質與蔬菜來均衡身體的需求，晚間盡量減少澱粉的吸收也有利於雕塑身形的效果。遇到瘦身停滯期的朋友，一定要知道聆聽身體的需要，不要過分飢餓或進食單樣食材，那樣身體會抗議，自然就會要從你其他營養中代償，導致身體機能大亂，這樣對健康是相當不好的。

看到《廚房裡的中醫師》之後，彷彿又帶我回到小時候那個熟悉的廚房，一種傳承的記憶，讓我重溫那一雙溫柔的巧手端出來充滿愛的養生料理。推薦這本隨處可讀的好書給您，願您隨時都有健康為伴。

〔推薦序〕

美得健康，美得自然

知名藝人　陳怡蓉

成為李醫師的粉絲已約莫有五年了，五年前接了一個廣告，胸前急需Up一下，因緣際會經朋友的介紹，我去到李醫師的診所。

第一次見到她時，老實說心裡有點不踏實，怎麼可能有醫生可以這麼年輕加漂亮！但人都到診所了，只好抱著姑且一試的心態。

當時李醫師雙管齊下「針灸」加「食補」。中國文化博大精深的針灸，這我還可以理解；但食補是哪招啊，雖然瞧不起食補這件事，但還是乖巧的聽了李醫師的話，萬萬沒想到食補的功用那麼大，才過了短短幾個月，我的體態和體質都改善很多。

從那時起我才了解食補對我們的重要性，比起人工的營養品，天然對人體沒負擔的食品，實在是健康太多了。而這本《廚房裡的中醫師》就像是我們的參考書一樣，讓我們跟著這本書美得健康，美得自然吧！

為全家健康把關的幸福料理

知名部落格作家　維尼媽

從小，我就很喜歡進廚房幫忙，就算只是站在一旁，看著大人備菜、煮菜時忙碌的背影，我也覺得有趣，一直認為能為家人準備營養的菜色，是這世界上最幸福又有成就感的事情。也許不是山珍海味、大魚大肉的料理，卻是獨一無二的絕佳幸福料理。一直到結婚將近十年的現在，即將升等為四個孩子媽媽的我，還是會抽空每天進廚房做菜給家人吃，一方面是顧及他們的健康與均衡的營養，另一方面當然就是自己在家煮也比較省錢啦！

還記得，孩子們年幼時，總是在半夜發高燒，讓我們手足無措得不知如何是好？老二又容易燥熱、流鼻血，伴隨著異位性皮膚炎，他的體質總是無法吸收，所以個子又矮又瘦小；老公有遺傳性的高血壓問題，無論何時量血壓，總是一六〇到一七〇的數值，的確很困擾他的生活作息；而我必須打起精神來照顧三個孩子與打理整個家，身體卻總是大小感冒不斷，要不就是在餵母奶的時候，一直狂想著「如何發奶」的問題。

這些關於身體健康上的疑慮與問題，我相信不僅僅是只會發生在我們家，也許你也曾碰過這樣的難題，但我們先入為主的想法，總是去掛號看醫生或是拿成藥來吃；這是選擇之一，但卻不是唯一的選擇。因為我們都

〔推薦序〕

知道，所有的東西吃多了必有副作用，「成藥」當然也是其中一項；孩子們吃的退燒藥、開胃的藥、擦在皮膚上的藥膏、先生的降血壓藥、我的感冒藥……等等，都是只能治標不治本，這時候，我就會開始有另外一個想法，何不從日常生活的料理中，幫家人預備健康又均衡營養的三餐，也許就能改變我們容易有小病痛、小感冒的毛病呢？

只是問題來了！要怎麼知道與了解，什麼樣的自然食材適合自己的體質，進而調養身體與補充營養，那又是另外一門學問了。真開心現在每個人的家庭中，都即將有這本萬能工具書《廚房裡的中醫師》！因為正當我開始讀起這本書時，裡頭豐富的內容，真是讓我大吃一驚，好歹我也是洗手作羹湯了好幾十年，卻從不知原來家中的廚房內、冰箱裡，那些隨手可得的自然食材與食物，竟可以從內而外的調理我們的身體，照護全家人的健康，真的好像是請到了中醫師回到家裡替我們把關健康。

我們一家六口都很信賴的李思儀中醫師，同時也是我生命中的好姐妹，感謝妳在百忙之中將這本寶典工具書完成並出版，讓所有家庭都受惠與得到實質上的幫助。在這裡我大力的推薦這本書，給所有的爸爸媽媽們，在我們關心、照顧孩子們的健康之餘，同時也要懂得愛護、調養自己的身體，祝福大家因這本書而能得到更加健康又美麗的人生。

〔自序〕

用最天然的方式養護全家健康

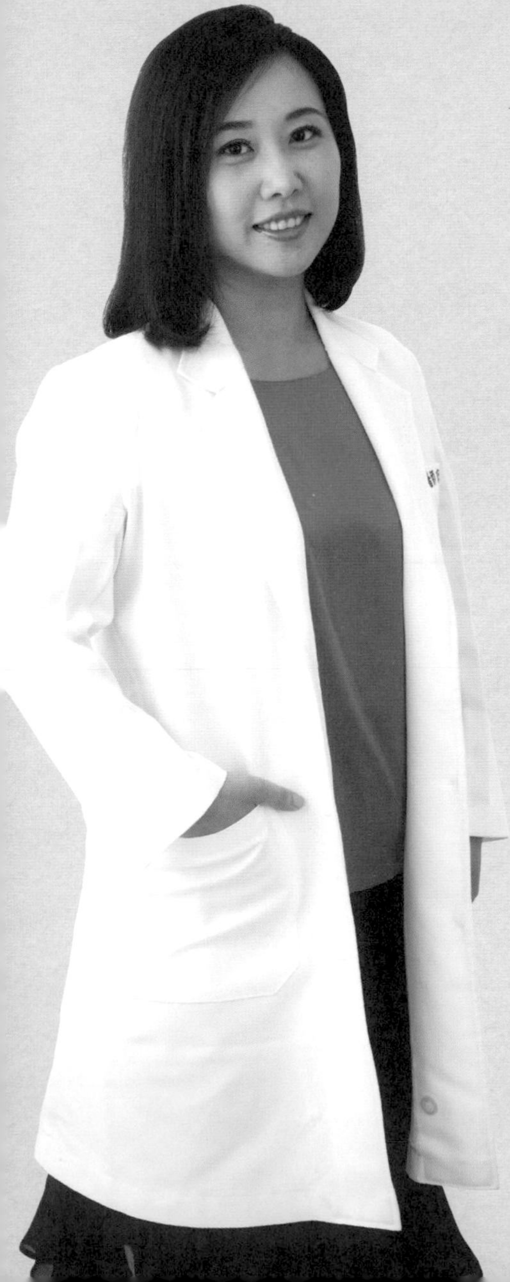

中醫的治療基礎是，本於人的生活。日常中，我們所食用的許多食物其實都帶有藥性，有些人因為不了解而聞中藥色變；也有不少人認為中藥也是藥，不能長期服用；的確在中藥藥物分類中，有分有毒與無毒之藥物，其範圍跨及植物類、動物類、礦物類。其中植物類中，有很大一部分就是日常食用的蔬菜與水果。所以，當病友們每每詢問小孩子是否可以吃中藥時，我往往會笑著回答，「他每天都在吃蔬菜與水果。大部分調理小孩身體的藥物都是選用最溫和的植物類藥材和入藥的果菜類。」

選用適合自己體質的藥物，透過藥物的偏性來改正身體失衡的狀態，這就是中醫的治療原理。所以，可別小看自己廚房中的食物，絕大多數都有治療的功效呢。

很慶幸我所學的是中醫，除了有一份要傳承文化的責任，另一方面中醫是與生活緊密結合的，我們脫離不了日常的飲食生活，在生活中找到屬於自己平衡的角度，透過中醫，我多了一層參看的依循。

而自己為何會踏上學習中醫這條路，應該奠基於小時候的家庭經驗，雖然父母親並不是中醫師，但是他們照顧養育我們的方式卻非常「天然」；生病了往往是先用家中的「土法」，例如，刮痧、食物、藥草，這些我從小就耳濡目染。和爸爸到郊外爬山運動時，也常常看著爸爸摘取天然的草本植物，然後回家加入黑糖，煮成好喝的茶飲。尤其在夏季，當別人喝飲料或汽水時，我和弟弟從不羨慕，因為我們有爸爸親手煮的好喝愛心茶。

說真的，我並不知道父母是從哪裡學得的知識，從食物中獲得身體所需的能量，就好像平常吃飯睡覺一樣自然。更特別的是，記憶中，我和弟弟從小就很少生病去看醫師；唯一較有印象的是，我大約四、五歲時，因為調皮，總喜歡爬上大門的矮圍牆，跳上跳下，有次往下跳時，一腳跳到碎玻璃上，當場痛得嚎啕大哭，還驚動村長趕緊抱起我去找媽媽。媽媽帶著我去西醫診所縫了好幾針，後續縫了幾針我倒是不記得了，只記得媽媽抱著我在計程車上焦急的樣子。小時候的我，真是太調皮了，總是爬上跳下，不管是外面的大樹或家中的床鋪，都是我練跳高的好場地，可是也著實讓媽媽為我擔心不少。

後來幾次看醫師的經驗，已經是我高中時，因為聯考壓力導致月經失調，生理期一個月來兩次。那時候的我還不知道「排卵期出血」這個病症，每個月都來兩次生理期，雖然不會痛，但也夠煩心了。那時我倒是看了幾次中醫，試著用中藥調理這惱人的月經。

後來我自己學了中醫，才知道原來壓力和煩心都會造成月經失調，是自己的煩惱造成了不正常的月經週期，才知身體之所以生病的罪魁禍首就是自己。

回想起我沒有很多的就醫經驗，也許是父母親的好習慣，總是用天然的食物或草本藥材為我們調理身體，讓我小時候可以健康成長。也許也是這樣的兒時印象，在我後來走學醫這條路的背後，給予我深厚的信心，且深愛這樣貼近生活的醫學，同時也是向自然萬物謙卑學習的醫學。

在古書中曾言「五穀為養、五果為助、毒藥攻邪」，便是泛指我們在照顧自己與家人時，能從生活周遭擷取養生的智慧，所謂「醫不遠求」，其實我們的廚房裡有得是照顧身體健康與養生的素材。若是我們能從日常中的食材了解其功效，其實每個人都能成為懂得養生的「食醫」，這樣的理念讓我堅持就算在繁忙的診務之餘，也要努力將廚房裡的養生智慧分享給大家，透過這些常見食材，讓我們從日常生活中就能落實最天然的方式來照顧自己與家人，這本《廚房裡的中醫師》於焉誕生。

目錄

Part 1／辛香類

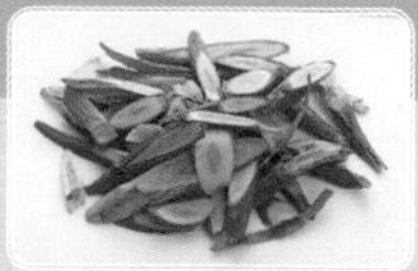

Part 2 蔬食類

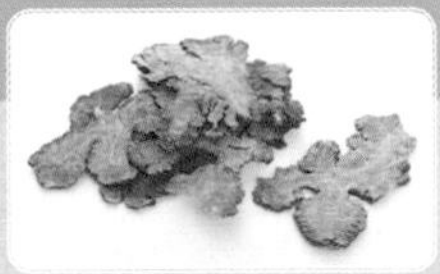
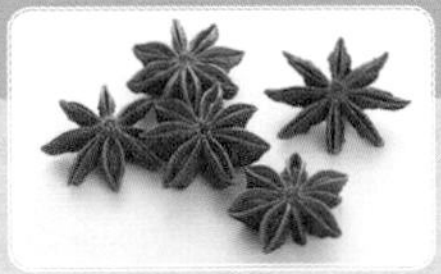
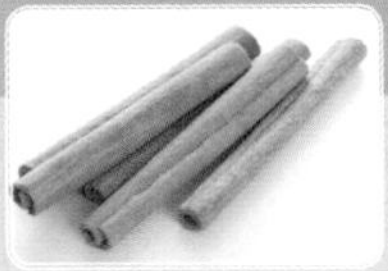

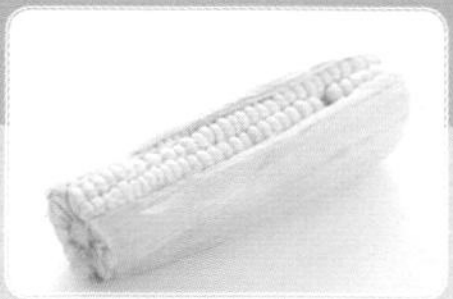
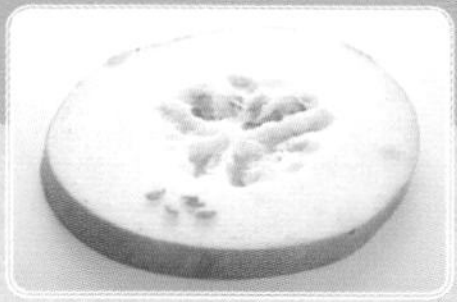
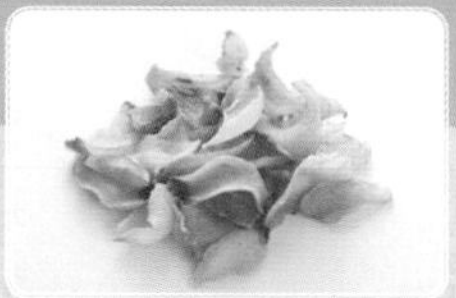
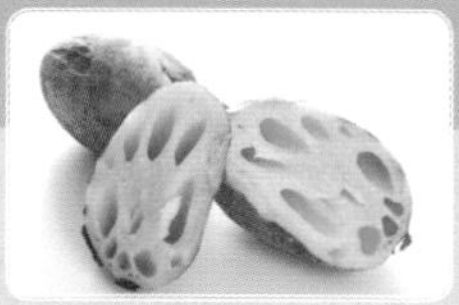

Part 3 果類

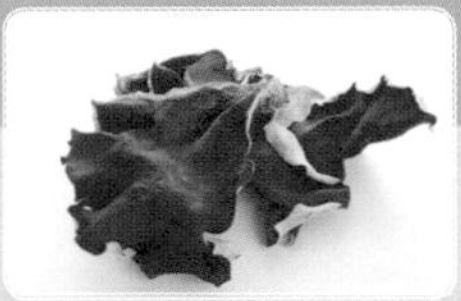

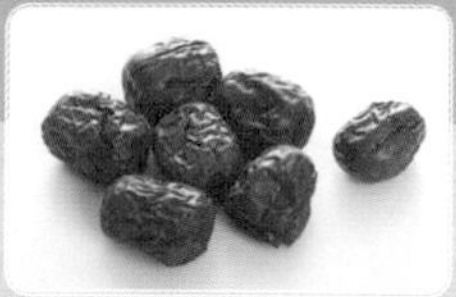
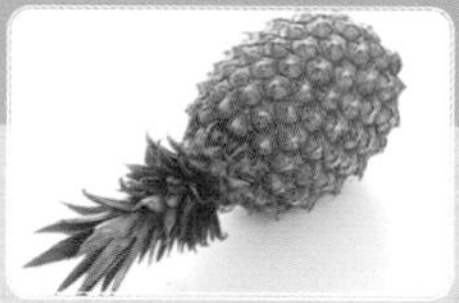
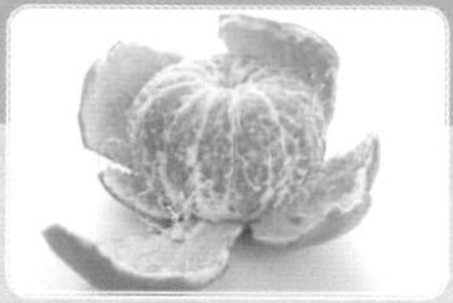
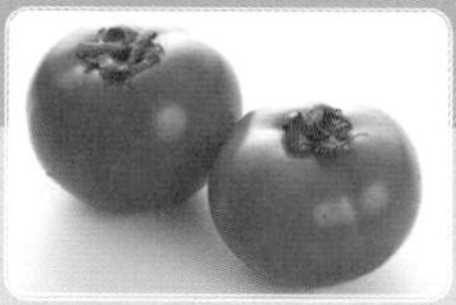

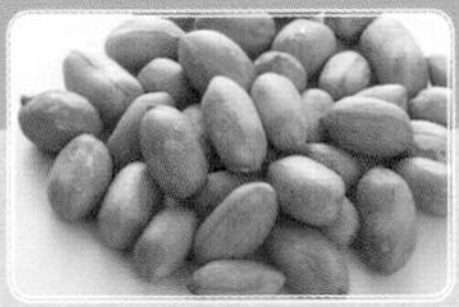

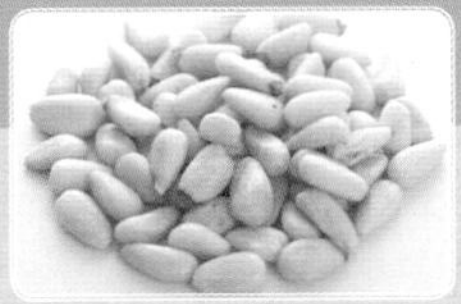

Part 4 五穀雜糧

病症	食材	註解
美白	冬瓜子（p84）、桃花（p108）、麥門冬（p130）、薏仁（p148）	
淡斑	絲瓜絡（p86）、杏仁（p110）	
黑髮	熟地（p62）、桑椹（p100）	
頭痛	桂枝（p40）、薄荷（p50）、川芎（p64）	
健忘	薑黃（p34）、山藥（p77）、桂圓（p127）、胡桃（p152）	健腦增記憶
失眠	蓮藕粉（p68）、百合（p75）、豆鼓（p144）、胡桃（p152）	
憂鬱	百合（p75）	
結膜炎	薄荷（p50）	
白內障、黃斑部病變	黃玉米（p94）	
明目	熟地（p62）、紅蘿蔔（p74）、玉米（p94）、桑椹（p100）	
夜盲症，乾眼症	紅蘿蔔（p74）	
熬夜眼睛紅	苦瓜（p88）	
鼻塞	桂枝（p40）	
風寒感冒	蔥白（p30）、生薑（p32）、洋蔥（p35）、桂枝（p40）、花椒（p45）、紫蘇（p72）	
風熱感冒	薄荷（p50）	
咳嗽	紫蘇梗（p72）、百合（p75）、白木耳（p92）、銀杏（p95）、水梨（p101）、枇杷葉（p106）、杏仁（p110）、橘子／橘絡（p121）、柿乾（p124）	
久咳久喘	紫蘇子（p72）、胡桃（p152）	
多痰	生薑（p32）、紫蘇子（p72）、白蘿蔔子（p73）、橘子／陳皮（p121）、柳橙／橙皮（p122）	

咽喉、口舌發炎	薄荷（p50）、柿霜（p124）	
口臭	丁香（p42）	
口乾口渴	麥門冬（p130）、甘蔗汁（p132）	
牙齦發炎出血	薄荷（p50）、蓮藕（p68）、茄子（p90）	
肩頸僵硬	薑黃（p34）、桂枝（p40）	感冒導致的用桂枝。循環不良導致的用薑黃。
心悸	當歸（p58）、熟地（p62）、甘蔗汁（p132）	
心血管疾病	洋蔥（p35）、紅花（p54）、茄子（p90）、黑木耳（p92）、番茄（p114）	
暈車、暈船	生薑汁（p32）、番薯（p76）	
脹氣	丁香（p42）、八角（p44）、花椒（p45）、白荳蔻（p52）、肉荳蔻（p52）、薄荷（p50）、白蘿蔔（p73）、柳橙／橙皮（p122）、鳳梨（p113）、檳榔衣／大腹皮（p123）、鍋巴（p137）、麥芽（p142）、豆鼓（p144）	
消化不良	橙皮（p122）、檳榔衣（p123）、山楂（p126）、麥芽（p142）	
腸胃不舒	豆鼓（p144）	
嘔吐	生薑汁（p32）、丁香（p42）、八角（p44）、烏梅（p125）	
打嗝不止	荸薺（p82）、枇杷葉（p106）	
胃出血	蓮藕（p68）、韭菜（p81）、花生皮（p154）	
疝氣	小茴香（p42）、橘子／青皮（p121）、荔枝核＋橘核（p128）	
腹瀉	丁香（p42）、肉荳蔻（p52）、蓮子（p68）、芡實（p70）、蘋果（p98）、柿乾（p124）、白米粥（p137）、糯米（p140）、蕎麥（p141）、綠豆水（p142）	

便祕	苦瓜子（p88）、茄子（p90）、木耳（p92）、蘋果（p98）、桑椹（p100）、桃仁（p108）、香蕉（p111）、奇異果（p112）、鳳梨（p113）、芝麻（p143）、花生（p154）	
風熱膚癢	薄荷（p50）、白木耳（p92）	
腰腿無力	胡桃（p152）	
關節無力	桑椹（p100）	
膀胱炎	西瓜翠衣（p116）	
尿路結石	玉米鬚（p94）	
尿道發炎	芹菜（p82）、冬瓜子（p84）、玉米鬚（p94）、奇異果（p112）、西瓜（p116）	
頻尿（腎虛）	花椒（p45）、銀杏／白果（p95）、糯米（p140）	
性冷感	枸杞（p129）	
陽萎、夢遺、早洩	蓮子（p68）、芡實（p70）、荷葉（p71）、山藥（p77）、韭菜子（p81）	
前列腺肥大	南瓜子（p93）、番茄（p114）	
解酒	白荳蔻（p52）、蓮藕（p68）、白蘿蔔汁（p73）、甘蔗汁（p132）	
增強免疫力、養肝	薑黃（p34）、紅棗（p131）	
循環障礙		
手腳冰冷	肉桂（p43）	
血壓高	紅花（p54）、芹菜（p82）、桑椹（p100）	
降血糖、降血脂	洋蔥（p35）、紅花（p54）、山楂（p126）	
疲累，體力不振	荷葉（p71）、芋頭（p80）、花生（p154）	
腳氣（腳部水腫）	桑椹（p100）、薏仁（p148）	

〔病症索引〕

你的健康和你吃進去的食物息息相關，下列表格教你認識食物與食材的特性，了解自己的體質，吃對了，身體才不會生病。

特性	食物、食材	食用禁忌
寒性食物	薏仁、冬瓜、苦瓜、小黃瓜、香瓜、哈密瓜、西瓜、絲瓜、冬瓜、番茄、芹菜、香蕉、奇異果、鳳梨、檸檬、白蘿蔔、綠茶	寒性體質者少食寒涼食物。 寒性體質的特徵：容易手腳冰冷、怕冷、容易痠痛或經痛、唇較無血色、容易腹瀉。 如果有上述體質特徵者，建議少食寒性或涼性食物，避免加重身體本來的不舒。 感冒時忌食生冷和寒涼性質的食物。 女子行經期間忌食：梨、奇異果、檸檬、薏仁、冰涼飲料……等生冷食物。
溫性食物	薑、蒜、桂枝、肉桂、八角、小茴香、韭菜、花椒、丁香、川芎、胡椒、荳蔻、薑黃、當歸、桂圓	熱性體質特徵：容易怕熱（相對較不怕冷）、容易口渴、唇色紅、容易口臭或便秘。
發物	蝦、蟹、無鱗魚（比如白帶魚、土虱）、豬頭皮、花生、香菜、竹筍、茄子、芋頭、乾香菇、桃子、鳳梨、芒果、薑、餅乾、胡椒、辣椒之類的辛辣食材。	發物就是容易加重原本皮膚疾病的食物，有皮膚疾患者建議少食。

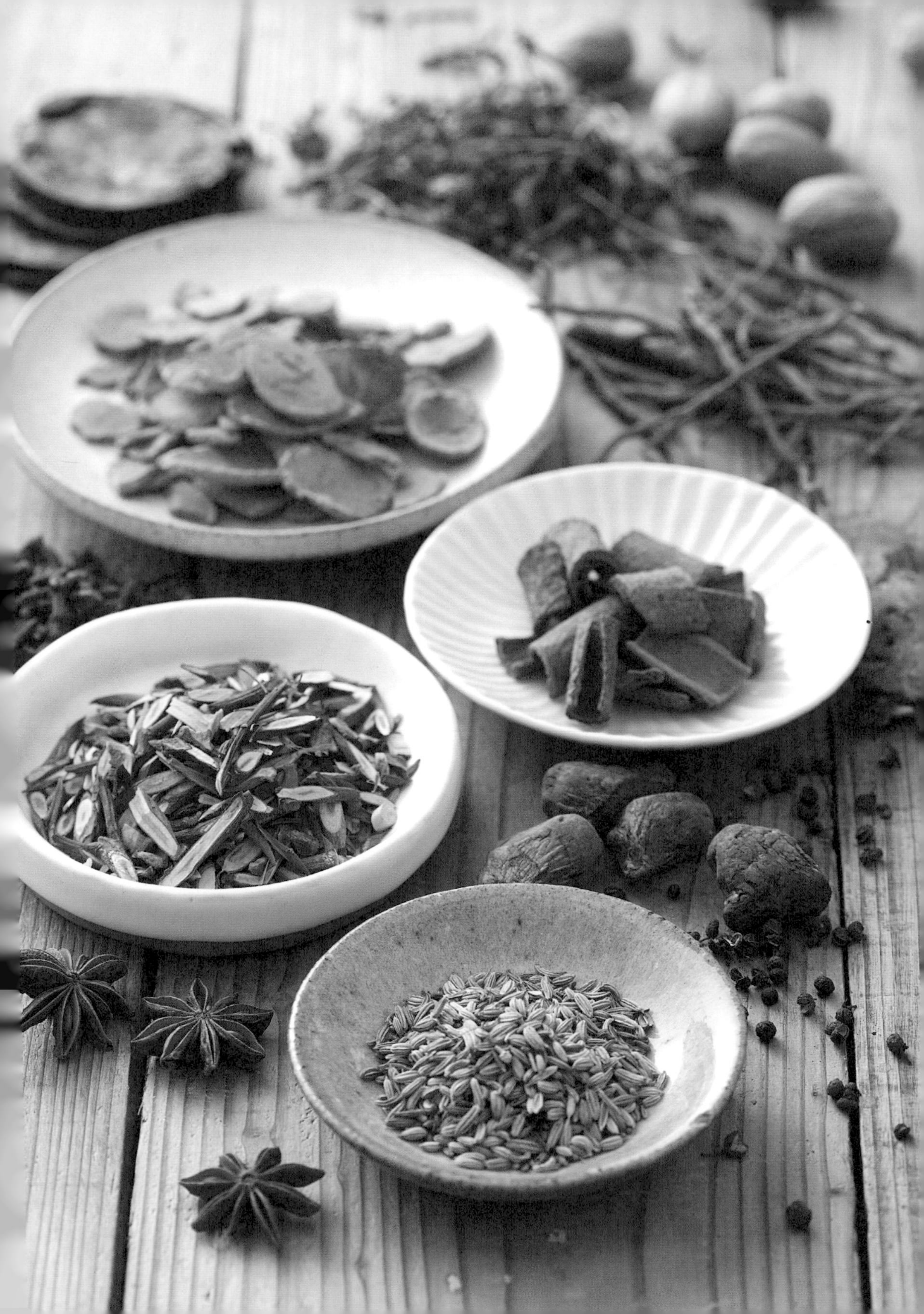

Part 1 辛香類

繁忙的生活下，是否早已遺忘下廚的樂趣？
忙得遺忘食物的色與鮮，
三餐為了快速打發飢餓的肚子。
填飽成了覓食的主動力，
也忙得忽略自身的健康，
每每不舒服時，就得去藥房買藥，
其實家中的廚房，就是最好的「藥箱」。
靠四季的食材，了解食物的脾氣和個性，
選擇適合自己和家人的食材守護與平衡自身的健康。
你，也可以是廚房裡的中醫師。

蔥・蔥白發汗治感冒

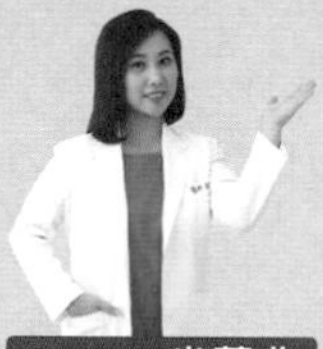

Dr.Lee 小藥典

在神農本草經中將藥材分為上、中、下三品。蔥白列為中品。上品多屬無毒性和具補養之效。中品則多是補養和具治療功效之藥。下品之藥則有些具有小毒性為攻治疾病的藥物。

蔥白（中品）性味生用辛平，功效能明目、補中不足；治傷寒惡寒發熱、幫助身體流汗、治療感冒外受風寒或消水腫。

每個人廚房中的常備菜，蔥應該可以排進前三名。許多食物的調味絕對少不了這味，例如，乾拌麵、炒肉絲、蒸魚、火鍋醬料、花捲、蔥油餅；現在就連許多餅乾也加上蔥。

蔥除了可增加食物的美味之外，也是一味發汗的中藥材，尤其是感冒受風寒時，切幾根連鬚蔥白，用滾水稍煮一、兩分鐘，趁熱趕緊喝掉，就能幫助身體發汗，治療風寒型的感冒。

在漢代，蔥白（青蔥白色部分）就已入藥；蔥白可以幫助身體發汗，加速循環。在初期感冒出現鼻塞、怕冷或肌肉痠痛時，喝碗熱熱的蔥白湯，是最好不過了。但要注意的是，藥用部分是青蔥白色部分，發汗效果會比青蔥綠色部分來的高。

我常在診間告訴病人，如果假日出去玩，不小心受了風寒而感冒，這時如果不方便看醫師，趕緊為自己準備個熱熱濃濃的蔥白湯，趁熱喝下，流個汗身體就會舒服多了。這個照顧自己和家人的好方法一定要記下來。

蔥白湯

材料：蔥白4根、水500cc

作法：

1. 將蔥白4根切細。
2. 水煮滾後，放入蔥白煮約1分鐘，即可熄火。
3. 加蓋燜熱約1分鐘，撈去蔥白，趁熱飲用。

適應症：風寒型的感冒，頭痛怕冷、肌肉痠痛、流清清的鼻水。

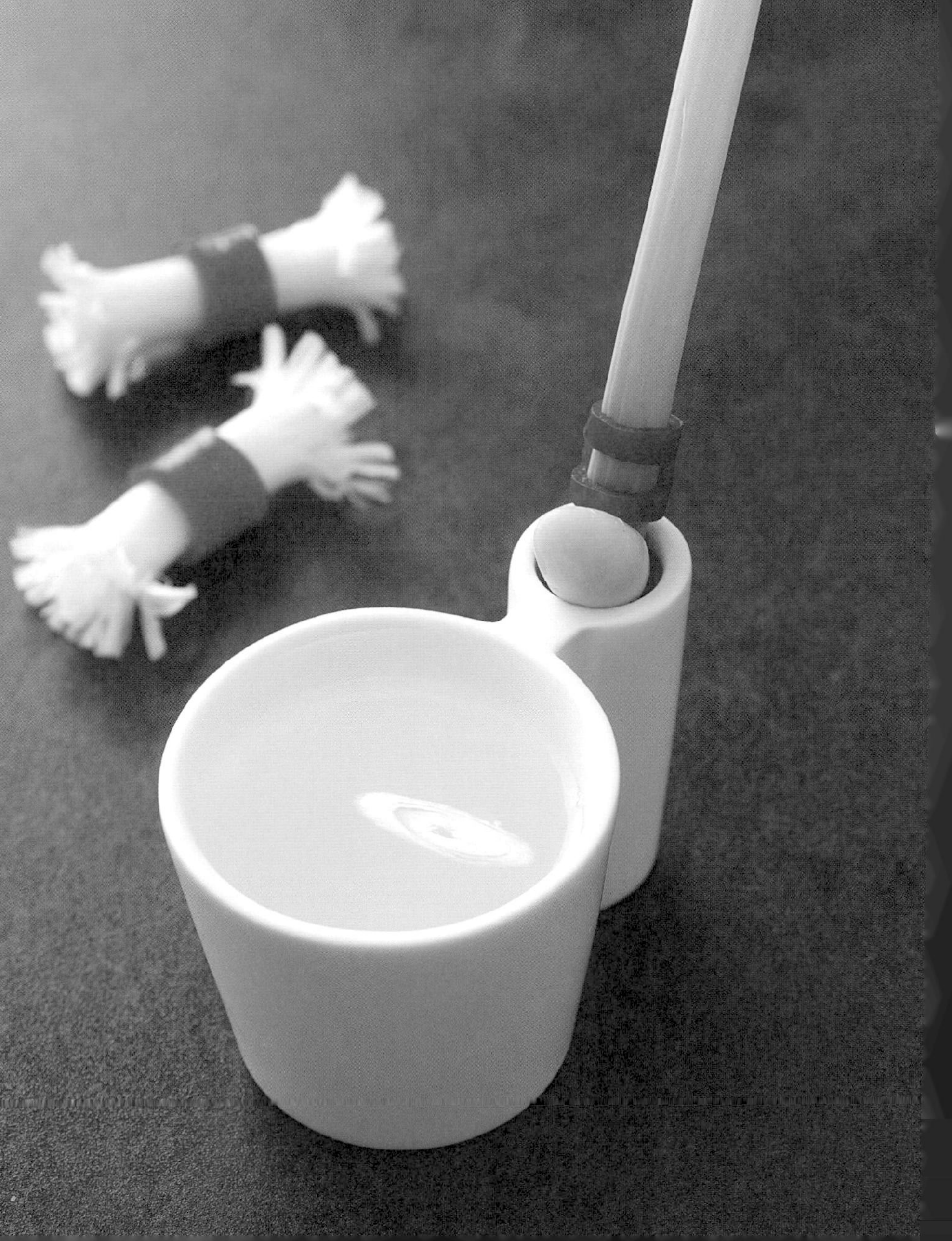

Dr. Lee小叮嚀：蔥白有效成分在於其精油，千萬不可久煮，久煮其發汗效果就會遞減。

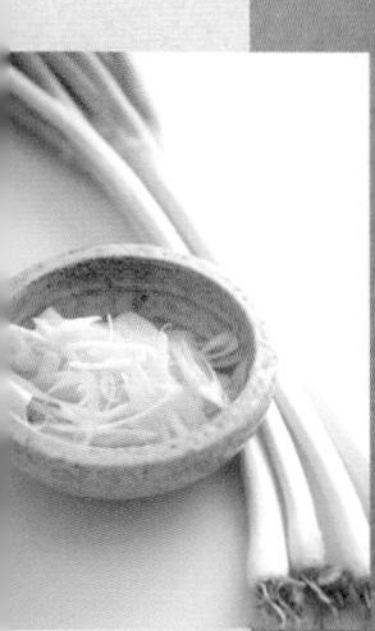

薑（生薑、乾薑、炮薑）

・皮消水腫解食毒

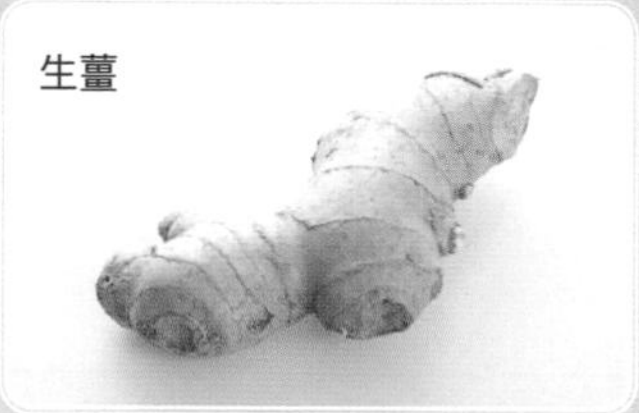
生薑

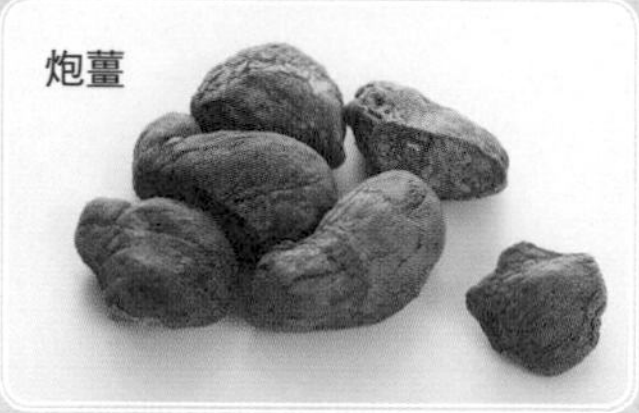
炮薑

講到薑這味食材，大家應該都看過和吃過，但是小小一個薑，學問可不少，薑可細分為嫩薑、生薑、老薑、乾薑、炮薑。

嫩薑一般在做醬料使用，例如，吃小籠包時就一定要來點紅醋配嫩薑才夠味。生薑則是一般家庭中最常見的食材，不管是拌炒蔬食或清蒸鮮魚都常會使用薑來提味去腥。

而老薑就是煮麻油雞絕對不可少的，用小火炮香老薑，透過老薑的辛辣味來帶出麻油的香味。麻油雞湯是產後進補不可少的傳統，但是在料理麻油雞湯時，不要削去薑皮。生薑皮可是有特別的功效，薑皮消水腫的效果特別好；如果容易水腫或是產後水腫，在煮菜時可千萬別削去生薑皮；加上生薑本身性味為溫性，而薑皮是涼性，兩種齊下，剛好中和薑的溫性，也比較不會上火。

生薑性味辛溫，能散風寒、化痰、溫中、止嘔。若是為熱性疾病，簡單的說就是伴隨發燒或發炎的狀況或咽喉疼痛、身體發炎或皮膚有腫癢痛，就不適合吃薑，以免造成疾病的加重。而容易胃痛或嘔酸水，或平常生冷過食導致的胃痛，都適合平常就吃些薑的料理，怕太辛辣的人也可選擇蜜薑或鹽

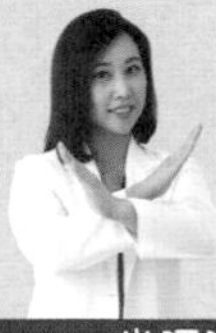

Dr. Lee 小叮嚀

薑汁外敷法要注意確定沒有傷到骨頭或是表面沒有傷口，才建議使用薑汁外敷，如果不是軟組織受傷，或表面已有傷口，就不建議用外敷輔助止痛，否則容易在消毒不完全下感染傷口，這樣就得不償失了。

醃的薑。

女性朋友如果容易在經行疼痛，生薑有溫中止痛的功效，下次月經時，喝些熱熱的紅棗薑湯能幫助緩和經痛。

在藥用的薑則細分為三種：生薑、乾薑、炮薑，功效各有不同。

生薑發表行水，所謂發表即發汗之意。而行水則是排除身體過多水分，產後煮食多用之，可以利水消腫（煮時不可去皮，功效才大）。

乾薑乃晒乾者：乾薑則較辛辣，溫熱之性比生薑和炮薑更強。

黑薑乃炮黑者：炮黑的薑留有溫性，但不易上火。生化湯中使用是炮薑，亦取其性溫卻不上火，適合有虛火體質者服用。

小小一個薑，除了上述的功效外，還有一個特殊功能，就是能止嘔定痛，如果怕暈車、暈船，搭車或搭船時，試著口中含著生薑，便能減緩暈車欲嘔的不適感。

若是不小心扭傷了腳，局部腫痛不適，除了針灸服藥外，也可以自行榨些薑汁加上麵粉，外敷在腫痛處，一般建議敷一到兩小時便可洗去；一天敷一次便可。透過薑汁便能加速局部循環，達到消腫止痛之功。但這是輔助方法，如果有受傷仍要先看醫師較妥。

薑黃・止痛消腫增記憶

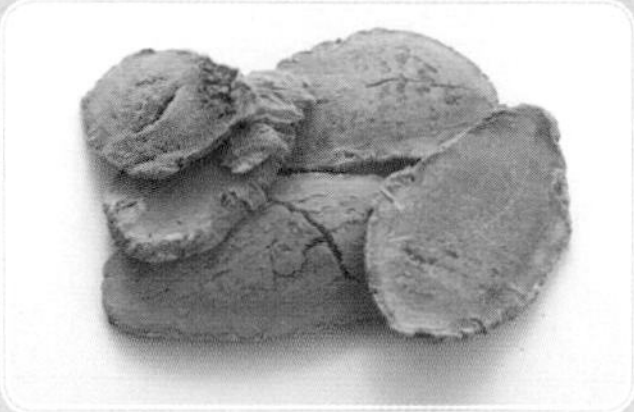

薑黃性味苦辛，入脾與肝經。自古薑黃便是做為止痛消腫之用，是傷科必用之藥，除了能治療挫傷外，還能治療月經不順，以及抑制肝炎病毒活性。

我們日常飲食的餐盤裡其實也裝著許多抗炎、止痛良方，例如之前提過的薑，不單純只是用於調味而已，也可做為天然的止吐劑，還可用來幫助消化、驅除風寒、預防感冒。最近的研究發現，生薑在舒緩疼痛，輔助治療關節炎上有其特別成效。而印度的傳統醫療，很早就有運用薑做為治療風濕及關節炎的處方。薑可阻斷身體形成會引起發炎反應的化學物質，如前列腺素（PG），就可降低關節炎發作和減輕疼痛的程度。而薑黃就是讓咖哩呈現金黃色澤的成分，也是一個減痛明星。除了緩解疼痛外，最近不約而同有病人問我，吃薑黃粉可以保養身體嗎？

日本研究發現，薑黃所含的抗氧化物能抑制腫瘤生長。如果曾經跌倒挫傷造成的肢體疼痛，薑黃的確能起止痛化瘀之功。但要注意的是血虛忌用，例如月經不順有些是因為瘀阻，而有些是因為身體血虛，成因不同，使用的藥物就不同；如果是因為虛性的疼痛，就應用補養的藥物。這也是在治療人體上所必須辯證後再用藥的精華所在。

洋蔥・降壓降糖降血脂

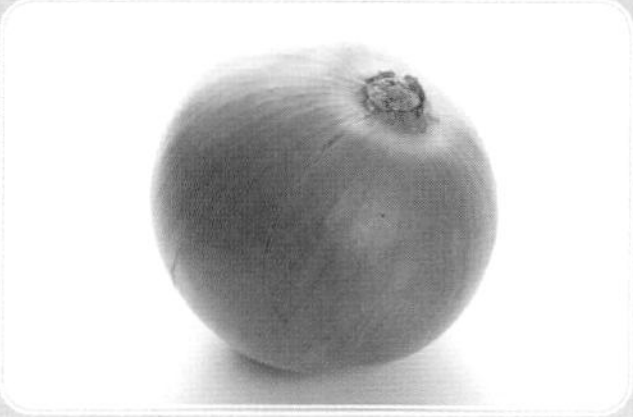

洋蔥（Onion）因為有種特殊的嗆鼻味，有人喜愛有人不愛。每回切洋蔥時往往會刺激鼻水、淚水一起流，但也因為有這樣辛辣的精油，洋蔥從古羅馬時代就被用來治療感冒，也能改善胃部的不適。

因洋蔥是從中亞引進的食材，在古代醫書中少了其蹤影，但使用同樣有療效的蔥白治療感冒和緩解腸胃不適。

如果家中小孩受了風寒，鼻水變多了，可在小寶貝的粥中加入洋蔥湯一起熬煮，最後再灑上細細的蔥白（青蔥白色部分），除了增添美味，更有增強抵抗力的功效。

而現在的研究也發現洋蔥對於心血管系統和降血糖、降血脂有不錯的功效，但是要生吃效果比較佳，所以偶爾吃些柴魚涼拌洋蔥，或是洋蔥什錦沙拉都是不錯的選擇呢。如果怕洋蔥的刺激味，可將洋蔥用冰涼的清水浸泡一下，便能除去不少辛辣刺激味。

蒜・止鼻血的好藥材

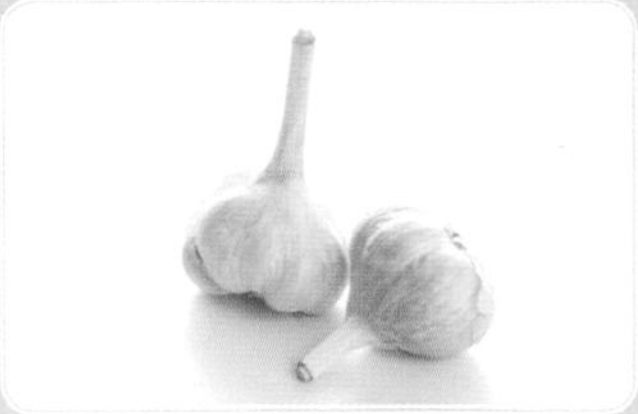

大蒜辛溫，開胃健脾，去寒止痛、止鼻血。不可過食，以免生痰、動火、損目。

蒜是很常見的食材，台菜中絕對不可少這一味。我自己很喜歡喝蒜頭雞湯，燉到蒜頭都全融化在湯中，渾白香濃滋味在冬天來品嚐，超級溫暖身體。

蒜是張騫出使西域帶回來的，所以嚴格來說，蒜其實是舶來品，並不是土生土長的中國食物。當然現在許多大蒜都是道地土生土長的，要找到舶來品反倒不容易呢。

大蒜的殺菌力超強，尤其對於腸胃道的細菌，例如大腸桿菌、霍亂弧菌、痢疾桿菌，都有抗菌作用，所以平常在煮海鮮時，一定要記得多加些大蒜。

大蒜還有一個非常獨特的功效，就是能止鼻血，但可不是用吃的，而是將其搗碎，大概五元硬幣大小便可，敷貼在足心湧泉穴；便可以止鼻血；不用敷貼太久，鼻血止後便可取去。

臨床上我建議病人用過，因為很多小孩超容易在半夜流鼻血；曾有一個小男生每星期都會流鼻血，又特別好發在半夜，我建議他的媽媽下次遇到小

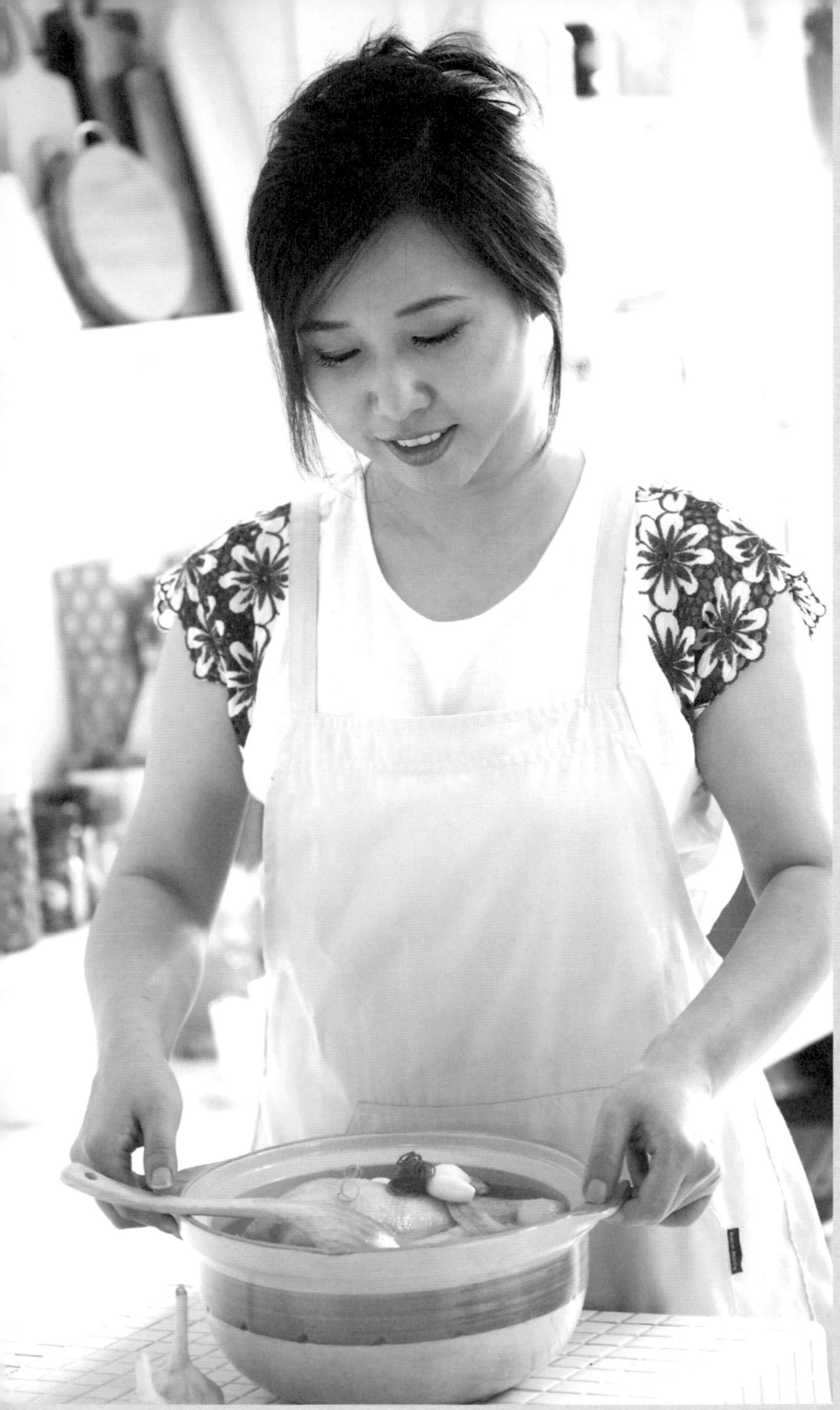

孩再流鼻血時，將蒜末敷在足心湧泉穴，再貼上膠帶固定。後來複診時這個媽媽告訴我，這個方法太好用了，除了當晚止住鼻血外，後來小男孩幾乎就沒在半夜流鼻血了。用這方法，可以幫助孩子改善半夜流鼻血的症狀，所以家中就算不開伙，也可以常備些大蒜，以備不時之需。

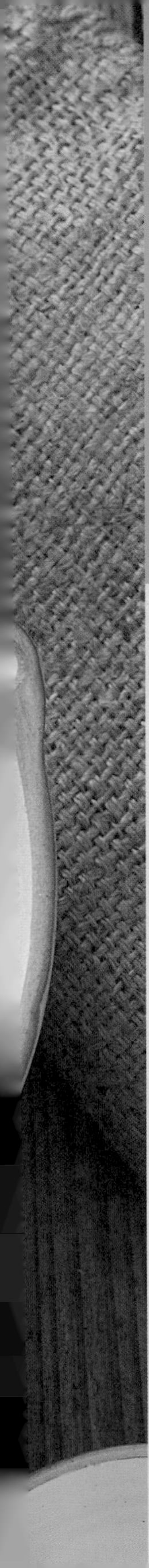

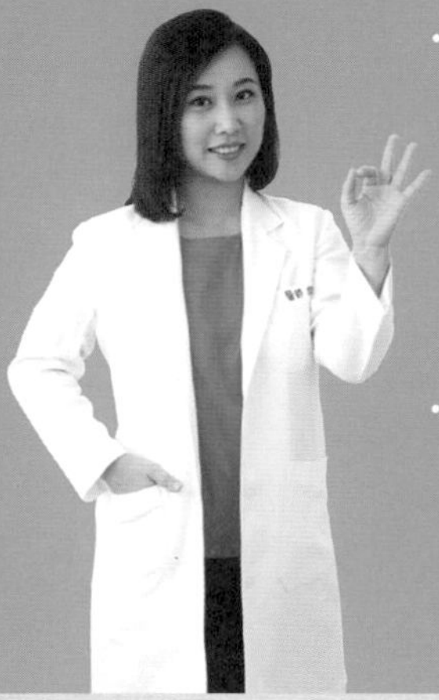

Dr. Lee 烹調小訣竅

這道湯品在南部鄉間是滿常見的冬季燉補湯品，把湯燉至濃稠呈現乳白色，就會完全沒有大蒜的刺鼻味喔，包你一口接一口回味無窮。

蒜頭雞湯

材料：整顆獨頭大蒜3～5個，土雞1隻，米酒少量

作法：

1. 將大蒜去皮，放入洗淨的雞肚子中，建議可放滿後將雞腳塞入雞肚中。
2. 放入滾水中慢慢用文火熬煮。
3. 熬煮一個半小時到兩小時，中間可加入少許米酒。不用放任何調味料，就非常鮮甜好喝。

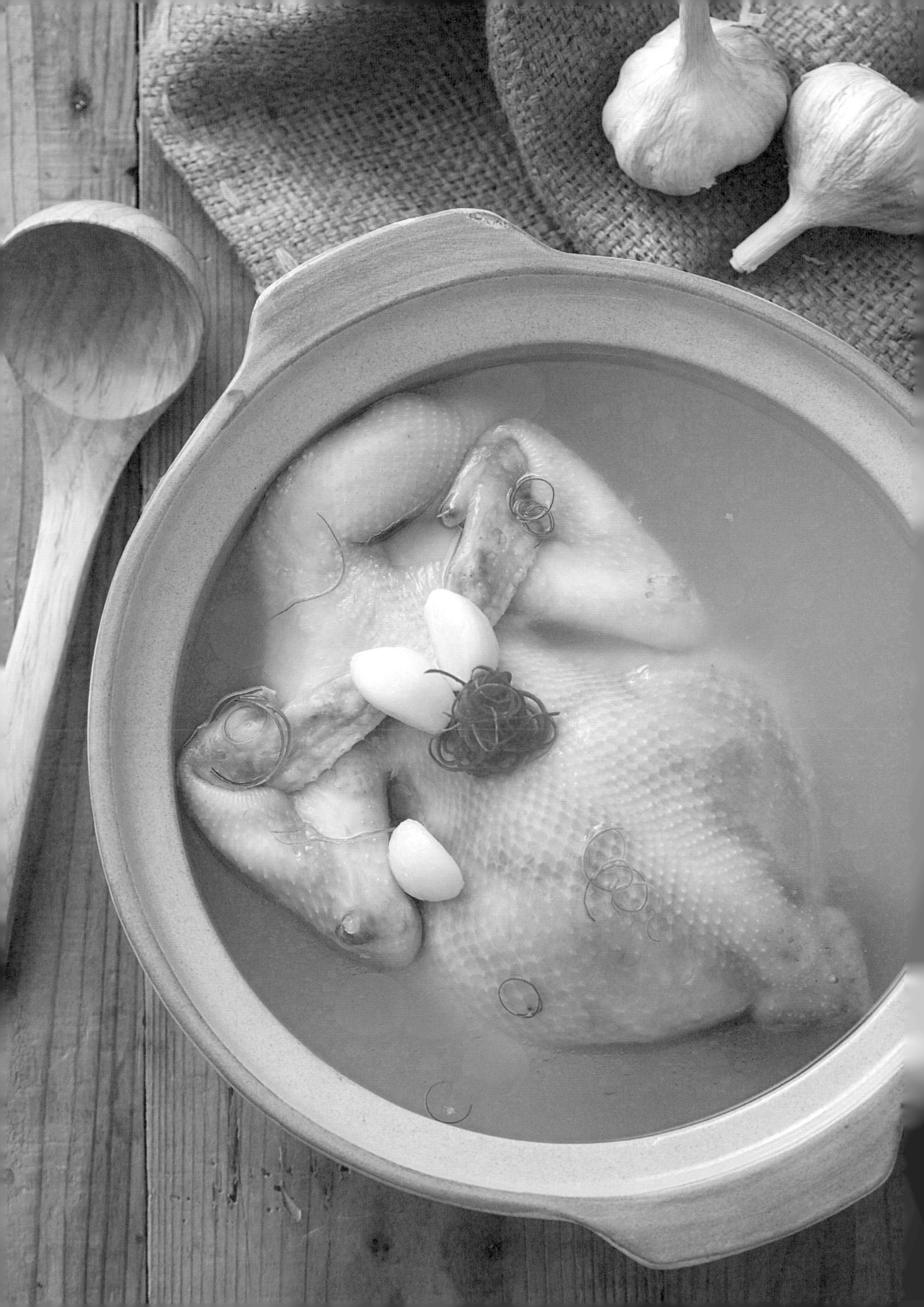

桂枝・調和營衛第一藥

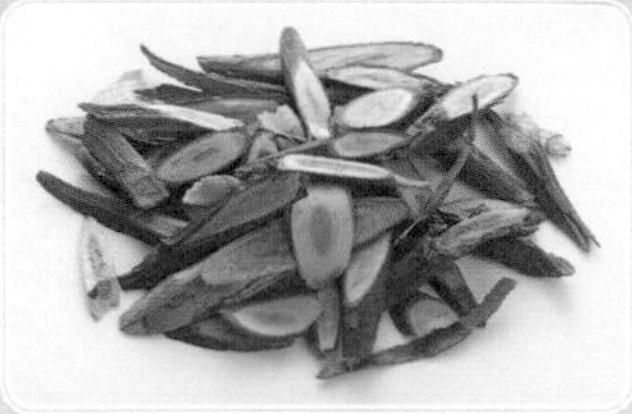

桂枝性味辛甘溫，是中醫名著《傷寒論》中的第一方桂枝湯裡的君藥，能溫經、通脈、發汗，用來治療風寒型外感。

風寒型外感便是出現怕冷、頭痛、肩頸僵硬、鼻塞等症狀。在服用桂枝湯後，最好再喝點熱粥，可以幫助藥力散發。

此外為了幫助病人在風寒感冒時能夠流些汗，會建議病人得蓋著薄被，讓身體微微出汗，如果出汗後覺得不會怕冷、頭痛或不會痠痛了，就可以不必再喝藥。但若沒出汗且還是有這些症狀，那麼得再服藥；且所有步驟要再重做一次。

特別的是，縮短服藥時間，加強服藥頻率。所以服中藥時不見得一天只能服兩、三次，如果情況嚴重時，一天服四、五次也是可以的。要能依情況變通，而非墨守成規，這才是合適的治療法。

Dr. Lee還是得囉嗦一下，針對感冒的病人，飲食禁忌是很重要的，古人也特別叮囑我們感冒時，禁食生冷、黏滑、肉麵、五辛、酒酪、臭惡等食物。翻譯成白話文的意思是，若已經感冒了，就不要再吃生的和冰冷食物，或難以消化的食物，像是黏膩難消化的食物或是大魚大肉，以及糯米和麵食等，也不能吃辛辣刺激的食物、酒類或臭豆腐等發酵食物，這些都會加重腸胃負擔，不利身體快速康復。所以不僅是要認真服藥，還得嚴守飲食禁忌，才能加速身體復原。

我發現許多人都以為感冒只要吃感冒藥便可，其他的飲食均可照常食用，感冒了就是身體處於需要休息的狀態，所以大多數的人會覺得特別疲累，沒有體力，只想躺著休息；同樣的，腸胃系統也需要休息一下，感冒時吃些清淡無負擔食物，反倒是對腸胃系統和幫助身體恢復的最好禮物。

自古中醫就非常重視飲食禁忌，甚至還有專篇文章特別講「食復」，所謂的食復就是大病初癒卻一下子吃太多食物，導致疾病又加重的狀況。所以在生病時飲食分外重要，健康聰明的吃，才能遠離疾病。

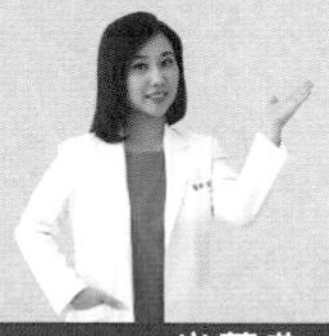

Dr. Lee 小藥典

桂枝調和「營衛」，何謂營衛？營衛需分開解釋：

營為營氣，指分布在身體血脈中的營養物質，隨血液循環營運於全身。衛為「衛氣」者，主要指外在皮膚的屏障防衛機能。

調和營衛簡單的說，就是將因感冒而失衡的身體內外系統再度回歸平衡的狀態。

小茴香

寒性腹痛治寒疝

小茴香性味辛甘溫，能理氣開胃，是烤肉中不可或缺的香料，也是中藥中常用以治療寒性腹痛或經痛的藥材，同樣能治療寒疝疼痛；其功效能增加血行速度，所以對於腰部閃到造成的疼痛，也能改善。

小茴香常和枳殼同用，可改善脅下的疼痛（肋間神經痛），所以下次吃到有小茴香的料理時，除了品嚐食物的美味，同時也可以治療許多寒性的疼痛呢。

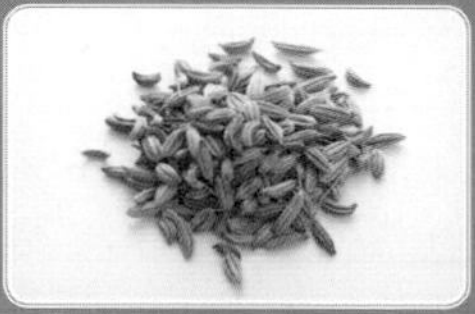

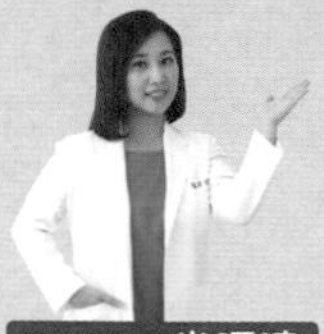

Dr. Lee 小叮嚀

記住不可過用小茴香，過用容易發瘡或頭痛。

丁香

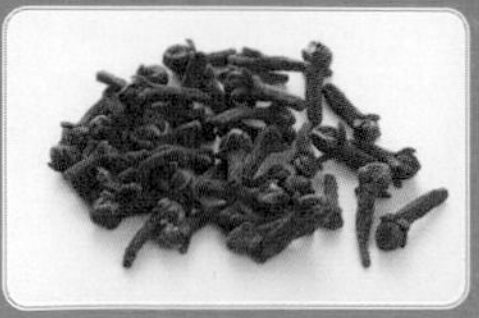

子宮虛冷療口臭

丁香古稱雞舌香，性味辛溫，能暖胃去濕，治療腹脹、嘔吐、打嗝噫氣，在古代常用作天然口齒芳香劑。

我曾在清代的書中讀到，古代大臣上朝時為了維持口氣清新，常在口袋內放丁香；上朝前先在口中咀嚼後再吐出，以免上朝時口氣太重，這也算是古代的「口香糖」吧。

夏季時若吃太多瓜果導致腹痛或腹瀉，可將少許的丁香研磨成粉（兩粒左右便可）配著薑湯喝。喝些丁香薑湯，可緩解這樣的不舒服症狀。

肉桂 • 手腳冰冷緩經痛

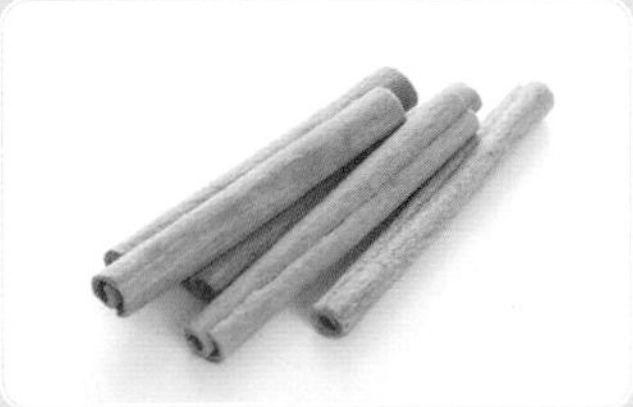
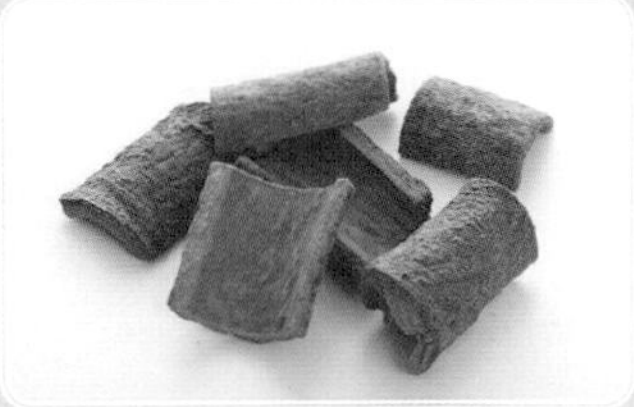

肉桂性味辛甘大熱。肉桂本身是補腎的藥，入肝腎二經血分，主治痼冷沉寒（寒性疾病）、腹中冷痛（寒性疼痛）、又可療脾虛不欲食，所以針對食欲不好，或因腸胃濕氣過重造成的腹瀉，可用少許肉桂，有暖胃開胃的作用。但不宜過食，辛熱的食物吃太多會上火。懷孕的婦女更要避免吃過多辛熱刺激的食物，以免影響到腹中胎兒。肉桂磨粉後就是肉桂粉，西點常會加在烤蘋果派中，我自己則喜歡加在咖啡之中。容易手腳冰冷或經痛的朋友，更是可常以肉桂入菜，例如滷東西或醃肉時便可酌加。我常在月經來時，在熱可可中加些肉桂粉，就可補充身體的能量和緩解經痛。

有些人喜歡喝些紅棗桂圓茶來緩解不適，這的確能舒緩經痛，但有些女性在經行時，喝了含桂圓的茶飲，月經量會增多；這是因為桂圓是一道補血藥。如果經行不暢，有血塊又會疼痛，那麼可以喝些溫經養血的茶飲，如肉桂、可可或紅棗薑糖茶；若月經量太少，則可喝紅棗桂圓茶；但經量很多，就建議要由醫師先調理較妥。而容易經痛的朋友，則可趁著經行之際，用些辛溫食材來暖活身體，經痛就會隨之減緩。如果經前吃太多寒涼食物，則會加深經痛的程度；還是一句老話，你的健康和你吃進去的食物息息相關。

八角・開胃止嘔促循環

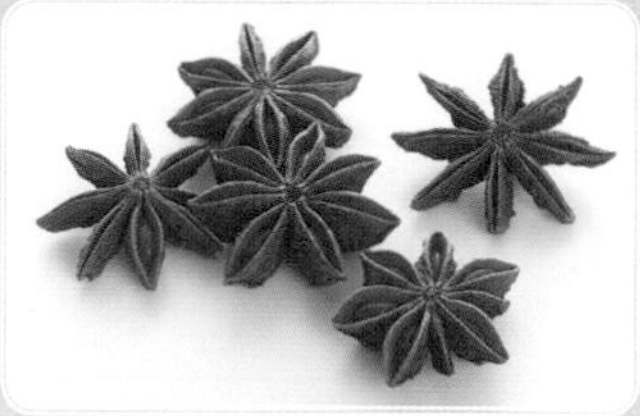

八角古名茴香，又名蘹香或大茴香，性味辛熱，味香甜。有趣的是，通常帶有香味的藥草，都具有精油；而這精油通常都是可健胃驅風，也能夠開胃進食、消除脹氣、驅除風寒。所以我常常建議家中有小朋友的父母，如果小孩容易脹氣或食欲不好，可以多多利用帶有香味的食材（當然也是藥材）入菜，偶爾滷些小朋友愛吃的食物，多加些這類香料，或是烤蔬果、魚肉時，也多加些香料，都能幫助腸胃消化。

八角本身性味辛熱，針對寒性的肌肉痠痛，或胃痛、疝痛、腰冷痛、風濕冷痛，也就是因天冷或生冷食物而造成的疼痛，都可以好好善用八角的藥性來緩解不舒服。

最簡單的方法，將八角加鹽炒熱，裝入布包內綁緊，放在身體疼痛處按摩。若是冷了可以再倒出，炒熱，或是放入微波爐加熱後，重複使用，就是環保又方便的止痛暖暖包。

花椒・補腎壯陽調經痛

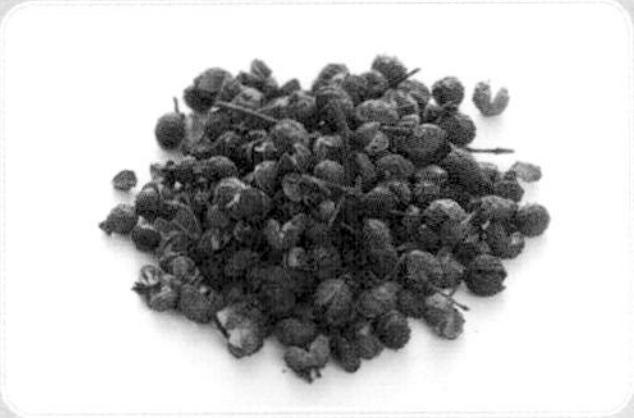

花椒性味辛熱。功效：入肺，發汗散寒，治風寒咳嗽。入脾，暖胃燥濕，消食除脹，治心腹冷痛、吐瀉水腫。

在漢代的醫書《傷寒論》便有一方「烏梅丸」用治蛔厥，其中的藥物，便包括了花椒；主要便是取花椒能除濕、暖胃、殺蟲。所以花椒不僅是有辛香的味道，還能暖胃溫中，對容易胃寒的疼痛還有改善的功效。

花椒是麻辣鍋中不可少的香料之一，除了能暖胃消食，治療胃腹冷痛，對於腎虛所造成的頻尿也有治療的效果。但肺胃素熱，容易口渴、容易長痘痘或痔瘡發作的朋友就不適合多吃，免得火上加油，熱象更嚴重。

過年時，我的奶奶很會做臘肉，除了用高粱酒和上好的三層肉，其中一定要用到的就是鹽巴和花椒，反覆抹在三層肉外面，再用棉繩吊起，讓肉慢慢自然風乾；那臘肉的香味遠遠就能聞到。我至今還未吃過比奶奶做得更好吃的臘肉，有花椒暖胃的辛香，有高粱的酒香，還有自然的風乾香，最重要的應該是對孩子和孫子愛的香味，令人難以忘懷。

在《神農本草經》中記載花椒可以「逐骨節皮膚死肌」，針對因寒盛造成的循環障礙而出現局部的皮膚骨節疼痛或肌肉麻痺，辛熱純陽的花椒便可以扮演溫通骨節肌膚的功效。

所以花椒加鹽除了可以做臘肉，也還能炒熱做成熱敷的布包，用以熨熱四肢的風濕痛，能止痛活血。對於老人家的筋骨疼痛或經痛、寒疝，都可以用這樣的方式幫助緩解疼痛。

花椒鹽熱敷包製作方式

材料：等量的鹽和花椒，依據藥材分量準備適中大小的棉布、棉繩一條。

作法：

一、放入鹽和花椒以小火乾拌炒五到七分鐘（花椒香味出來即可，不用過久）。

二、趁熱放入棉布中，用棉繩綁緊（綁活結，避免要重複加熱拿不出來）。

三、放在疼痛處溫熱按摩。

四、冷了之後可以倒出鹽和花椒，再次加熱，或連同棉布放入微波爐加熱約四十五秒即可，就可以重複使用。

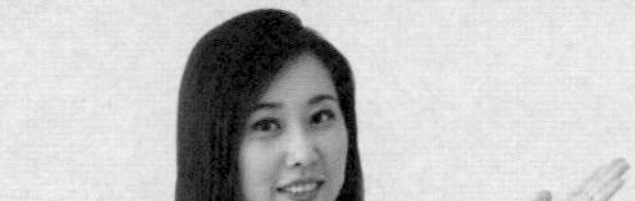

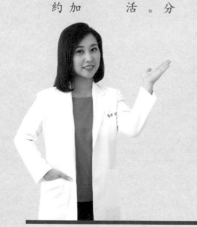

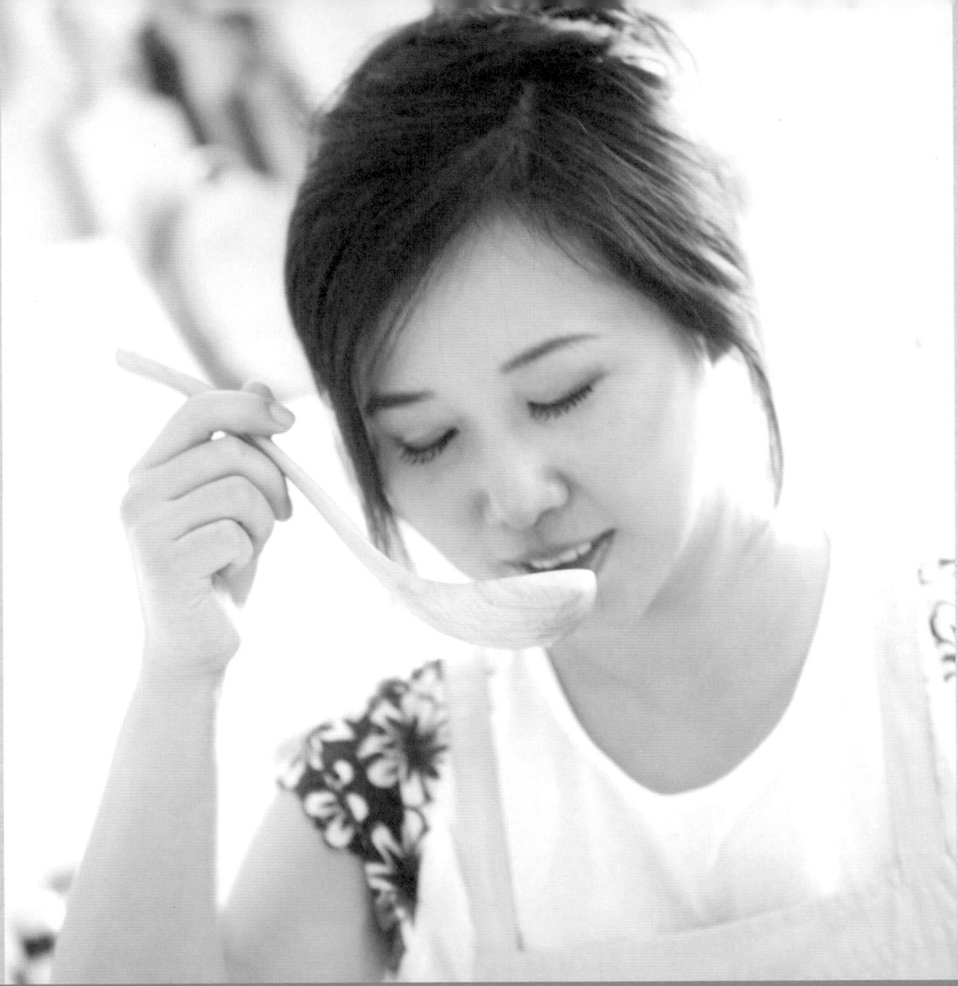

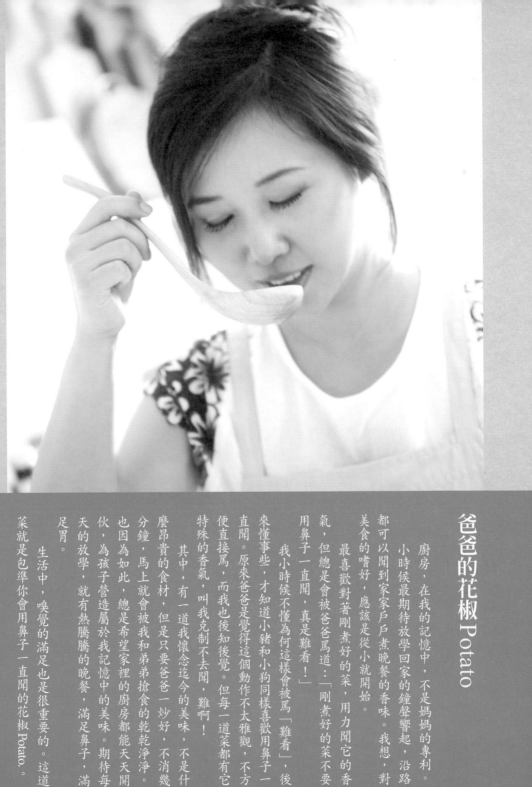

爸爸的花椒Potato

廚房，在我的記憶中，不是媽媽的專利。

小時候最期待放學回家的鐘聲響起，沿路都可以聞到家家戶戶煮晚餐的香味。我想，對美食的嗜好，應該是從小就開始。

最喜歡對著剛煮好的菜，用力聞它的香氣，但總是會被爸爸罵道：「剛煮好的菜不要用鼻子一直聞，真是難看！」

我小時候不懂為何這樣會被罵「難看」，後來懂事些，才知道小豬和小狗同樣喜歡用鼻子一直聞。原來爸爸是覺得這個動作不太雅觀，不方便直接罵，而我也後知後覺。但每一道菜都有它特殊的香氣，叫我克制不去聞，難啊！

其中，有一道我懷念迄今的美味，不是什麼昂貴的食材，但是只要爸爸一炒好，不消幾分鐘，馬上就會被我和弟弟搶食的乾乾淨淨。也因為如此，總是希望家裡的廚房都能天天開伙，為孩子營造屬於我記憶中的美味。期待每天的放學，就有熱騰騰的晚餐，滿足鼻子，滿足胃。

生活中，嗅覺的滿足也是很重要的。這道菜就是包準你會用鼻子一直聞的花椒Potato。

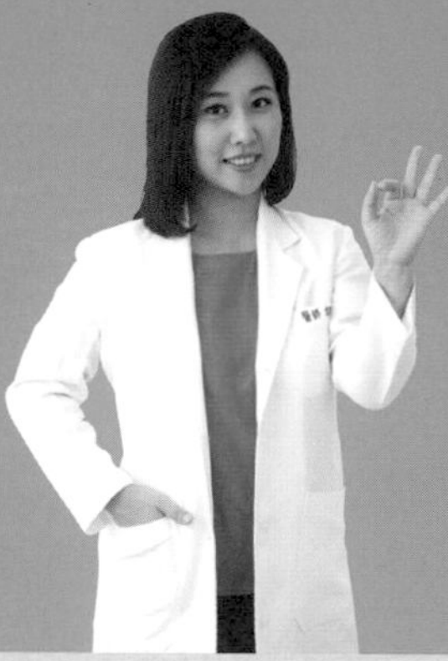

Dr. Lee 烹調小訣竅

將馬鈴薯切絲後，可先浸泡在加醋的清水中，就不會黏鍋炒焦囉。注意，發芽的馬鈴薯不可食用喔。

花椒馬鈴薯

材料：花椒1小匙、馬鈴薯1顆、肉絲適量、鹽少許、油2大匙

作法：

1. 將馬鈴薯洗淨削皮，切細長條（像麥當勞薯條的長條狀，再薄些）。（圖1）
2. 豬肉切成長條狀的細絲。
3. 熱鍋後轉小火，將油倒入，並放入花椒翻炒到香味出來。（圖2）
4. 注意要用小火，不然花椒不小心炒焦會有些微的苦味，就沒那麼香了。
5. 花椒的香味出來後，就可取出。（圖3）
6. 用爆香花椒的油炒豬肉絲，翻炒兩三下後，放入馬鈴薯條。（圖4）
7. 先用大火快炒，再轉小火爛炒。因為馬鈴薯容易黏鍋，所以要不時翻炒一下。等到馬鈴薯條變軟後，加些鹽調味就完成囉。

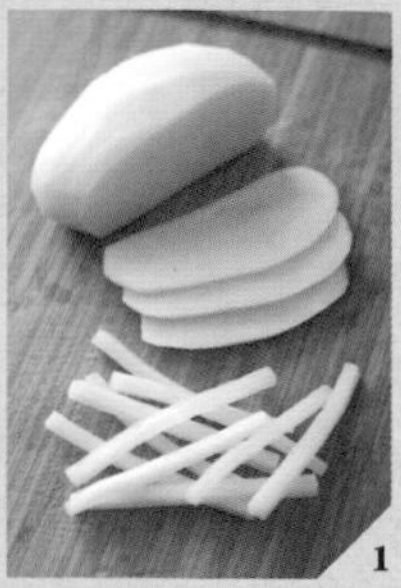
1

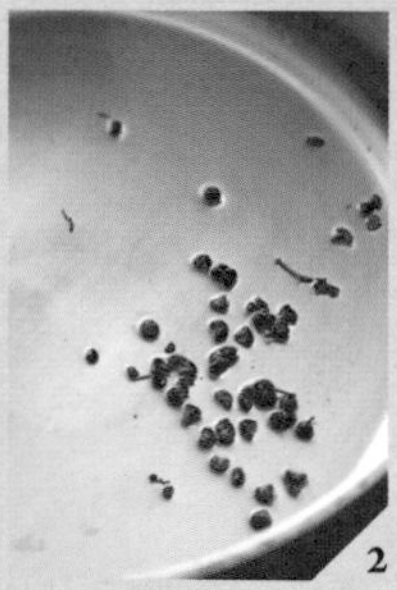
2

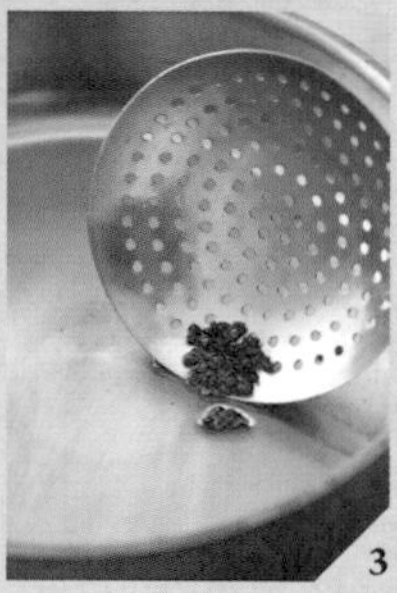
3

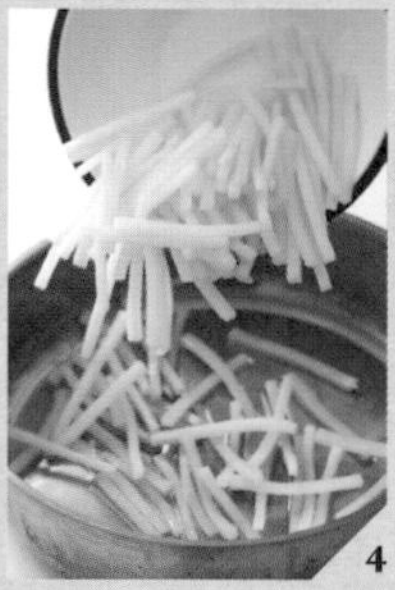
4

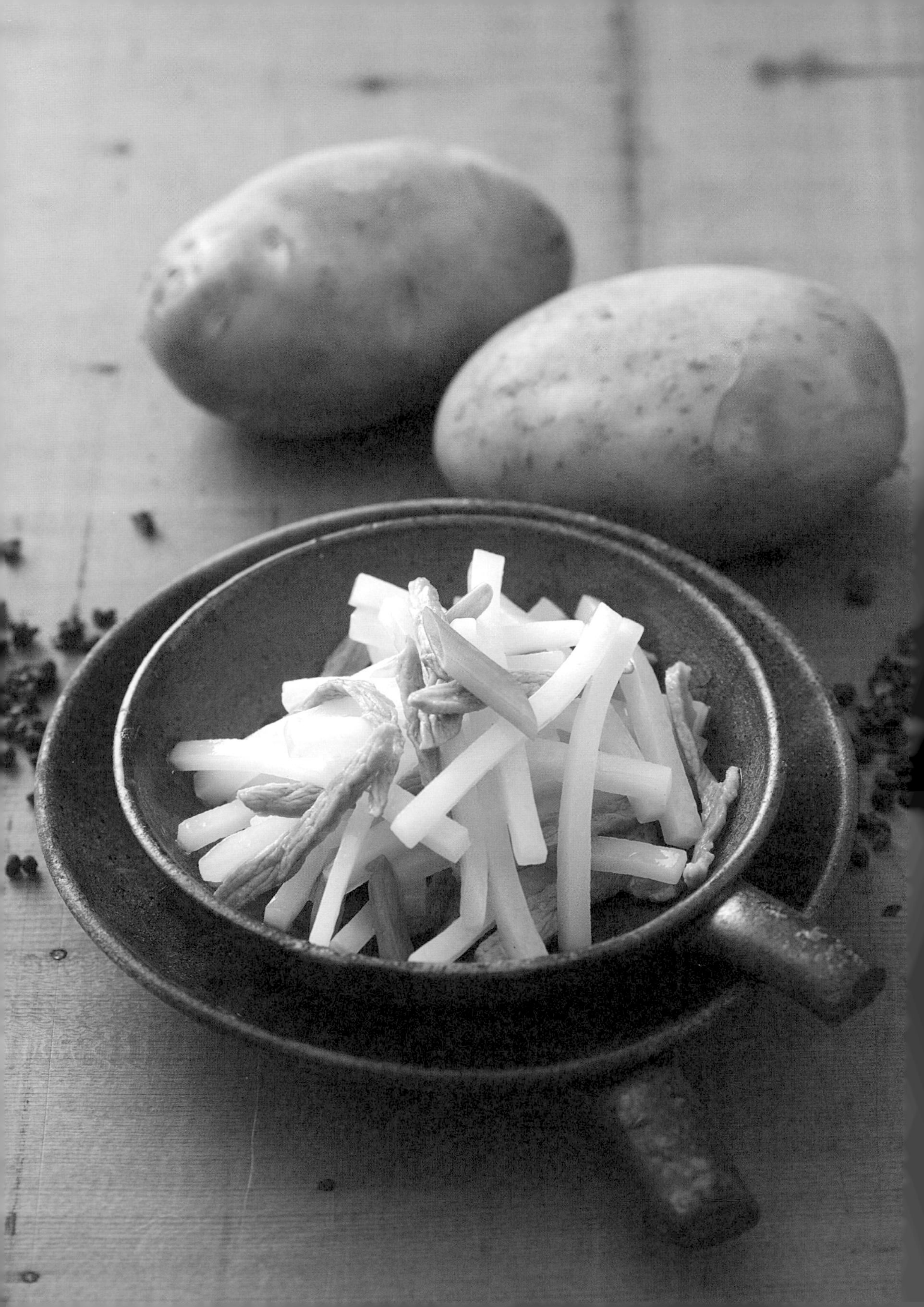

薄荷 · 頭痛咽腫止膚癢

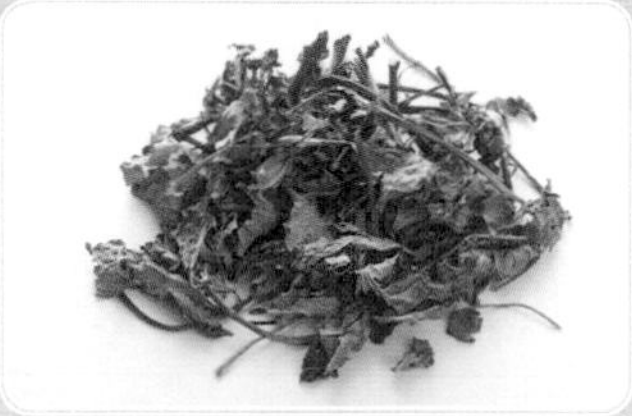

薄荷性味辛涼，能擴張皮膚毛細血管，幫助身體發汗，也有助於消除腸胃脹氣，同時對於輕微發炎疼痛的疾病，有止痛消炎的功效。

臨床最常用以治療眼睛紅腫發炎，如結膜炎、牙齦發炎、以及頭痛或咽喉腫痛不適等症狀。薄荷也能改善皮膚紅腫發癢。

薄荷還有其他特別的療效，比如，夏天吃壞肚子的腹瀉，趕緊來杯濃濃的薄荷茶，就能改善腹瀉的狀況。薄荷不論是新鮮的或是乾燥的，都有這樣的功效，所以是居家常備的好藥材。

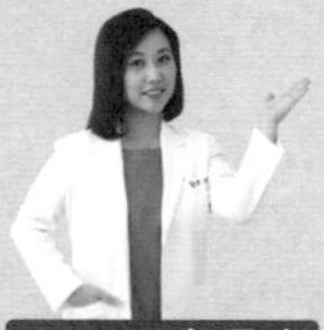

Dr.Lee 小叮嚀

薄荷的治療效果在其精油，所以煮薄荷茶飲時，記住，千萬不要久煮，水煮開之後再放入薄荷，煮十到十五秒就可關火，蓋上蓋子，燜約三分鐘即可。這樣才能保有薄荷的香氣和治療的功效。

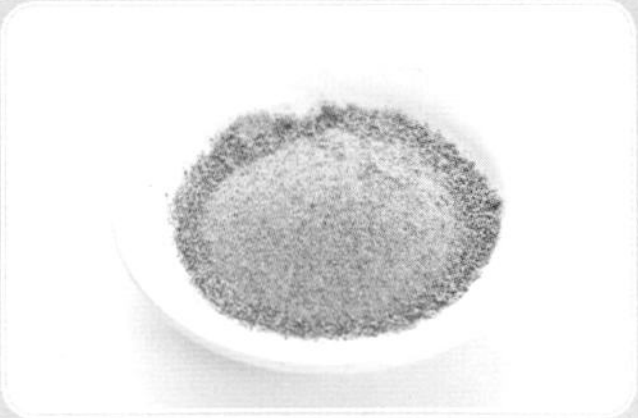

胡椒・胃寒疼痛發汗藥

胡椒性味辛熱，少量的辛溫或辛熱食物，可以溫暖身體，加強循環。大量或過用，則容易耗傷陰血，引起體內的熱性反應，加重發炎的現象。

一般來說，若是有發炎性的疾病，就不能吃辛熱刺激的食物；皮膚容易癢疾者也得忌食。而有目疾，如結膜炎或乾眼症，也要少吃辛熱食物。

我引用一段李時珍的話，他曾說「胡椒是辛熱純陽之物，宜腸胃寒濕之人」。但本身體質偏熱之人，食之則助火耗氣，身體的陰液或陰血會深受其害。李時珍小時候就是很喜歡吃胡椒，每一年都會有眼睛的疾病發生，長大後知道胡椒是熱性食物，於是就不再吃了。而每一年的目疾也不再發作，若是偶爾吃到一些，他便覺得眼睛看不清楚且乾澀。這是李時珍自述的親身經驗，很實在的自身經驗，分享給大家。

特別要注意的是，如果有習慣性流產體質的婦女，懷孕後對於辛辣刺激的食物要多忌口，最好不要吃，這些都是會刺激子宮收縮，而容易引發流產的。

不只是辛香的胡椒，古書上還記載孕婦忌食肉桂，但若只是少量應不致引發早產或流產，重點是不要太常食用或過量食用。

白荳蔻・行氣暖胃解酒積／肉荳蔻・腹痛止瀉消脹氣

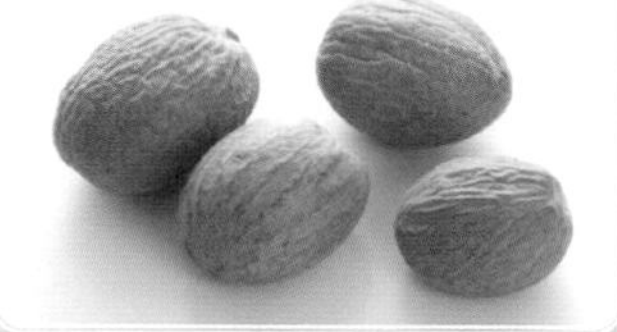
肉荳蔻

白荳蔻性味辛熱，一般多直接稱作荳蔻，主要作用在胃腸和肺部系統，能溫暖腸胃，行氣、消脹、解酒；但也因為性味辛熱，如果本身容易上火的體質，可要慎用。

荳蔻的香味應用很廣，除了麻辣鍋常吃得到之外，在東南亞，許多國家也將荳蔻加入咖哩中；而歐洲國家則是將白荳蔻帶入料理中，例如醃製肉品、或加入甜點、麵包與麵食中；還可以將荳蔻磨成粉，撒在咖啡上，獨具特殊風味。

肉荳蔻有個可愛的別名，叫做肉果，同樣也是溫性的食材，在麻辣鍋中偶爾可見。肉荳蔻有股特殊香味能幫助開胃進食，和暖胃消脹氣，針對小孩腸胃有積滯，或很容易肚子脹到大大的而不想吃飯的症狀，這時利用肉豆蔻除脹消食的功能，加入食物中一起烹煮，便能改善肚子「膨風」的情況。

肉荳蔻針對容易腹瀉的體質也有其療效，不是吃壞肚子的拉肚子，而是一吃到生冷的、或是天氣一變冷，腸胃就開始「敏感」起來，變得容易腹瀉，肉豆蔻的溫性且具有收澀的功效，能改善有此症狀的敏感虛弱腸胃系統。

但有不少的藥物都會因劑量不同，而影響到作用效果，肉豆蔻對腸胃有局部刺激作用，少量使用能促進胃液分泌及腸蠕動，達到暖胃消脹的效果；但是大量使用則會呈現抑制作用。所以吃麻辣鍋時，可不要一下子吃太多，免得過量刺激反倒使腸胃不適，容易腹瀉或脹得更不舒服呢。

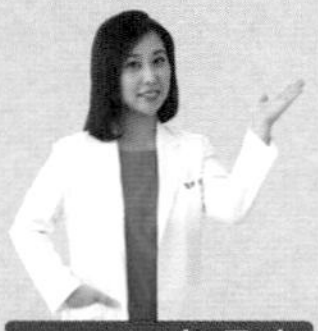

Dr.Lee 小叮嚀

再好的食物過量食用，有時不僅不能達到保養或治療的功效，還容易造成反效果，這也是我們在用食物養身時一定要記住的觀念。

川紅花

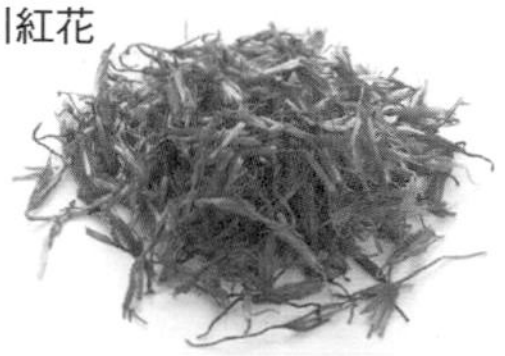

藏紅花

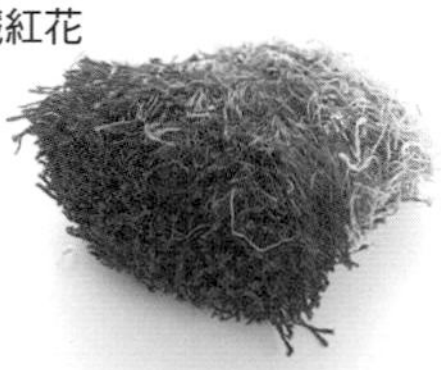

紅花・少量養血通經藥

紅花古名紅藍花，入藥的紅花可分為川紅花和藏紅花。

川紅花為菊科植物紅花，其功效為活血通經，散瘀止痛。可促進子宮收縮、幫助降血壓、擴張心臟冠狀動脈血管。

藏紅花亦稱番紅花，為鳶尾科多年生草本植物，番紅花的花柱頭，在波斯語中念為「ZAAFARAN」。

《本草綱目》記載：「藏紅花即番紅花，譯名泊夫蘭或撒法郎，產於天方國。」天方國即指波斯，現為伊朗一帶。藏紅花之名並非因其產於西藏，只因其古時從地中海沿岸經印度傳入西藏才得此名。所以我們千萬不要以貌取人，同樣的有時也不能以名偏頗的認藥呢。

川紅花和藏紅花兩者的功效均為活血、破瘀、通經，都可用以治療月經閉經、挫傷疼痛、心血管疾病等。少量的使用能養血，多用則能行血化瘀；同時又兼涼血解毒之功。但要注意，使用過量會破血下胎，所以兩者孕婦皆忌用。

但在古代曾將紅花用於治療胎死腹中的情況，透過紅花破血下胎，刺激子宮收縮的功效，使其分娩出死胎。

川紅花和藏紅花在價格上相差極大，藥用較常使用或看到的是川紅花。而大家常吃到的番紅花料理，其中的番紅花則為中亞和西班牙產地較為著名。在歐洲，番紅花甚至被冠上「香料中的皇后」美名，除了是強調其美味外，也是對於其價格昂貴的形容。

在古代也用紅花以染色，唐詩中曾有「紅花顏色掩千花，任是猩猩血未加」之詩，形容的就是紅花獨特艷麗的染色效果。

番紅花除了在歐洲廣為人知，在中東、地中海和印度料理中，不管是入飯燉煮，或與肉類搭配食用，和海鮮一起烹調更是對味。例如，西班牙菜色中的番紅花海鮮燉飯，油亮鮮明的黃色，配上甜美的海鮮，再來杯冰鎮白酒，真是享受美食又兼顧養身的料理呢！

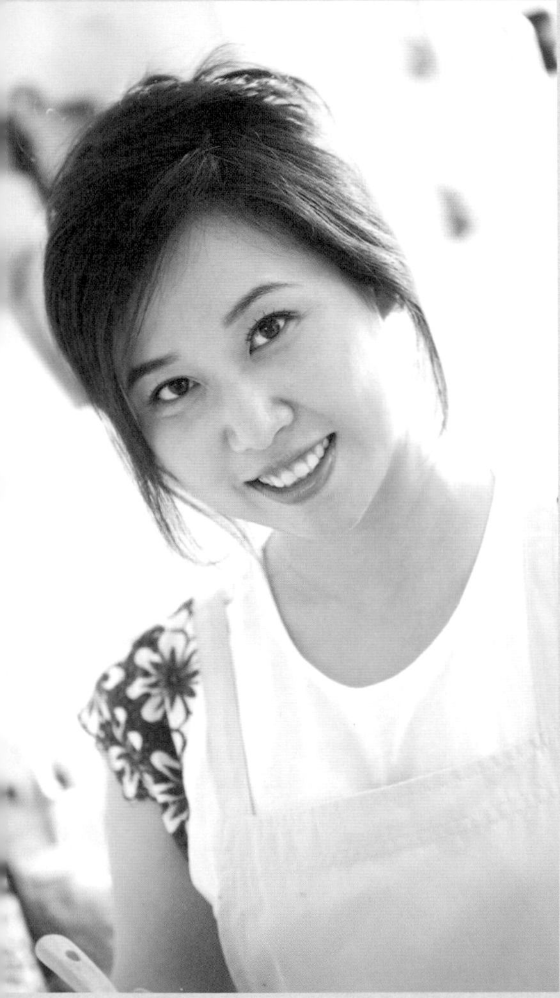

西班牙番紅花海鮮燉飯

材料： 蛤蜊半斤、蝦子100g（剝殼後去除沙腸，留下蝦頭）、透抽1尾（切段）、帶葉的芹菜1枝（切細）、月桂葉2 ～ 3片、白酒50ml、紅蔥頭1小顆、切丁洋蔥1/8顆、燉飯專用的米1量杯（快速過水一次，或不洗直接煮）、昆布或魚骨高湯約500ml、咖哩粉1小匙（可不加）、番紅花1小匙（先浸泡水使其變色）、橄欖油1大匙、無鹽奶油2大匙、現磨帕馬森乾酪2大匙（亦可不加）

作法：

1. 用橄欖油將洋蔥和紅蔥頭末炒軟。
2. 加入義大利米拌炒約2分鐘，再倒入白酒和月桂葉，拌至酒汁收乾。
3. 慢慢加入1大勺熱高湯，與米飯拌炒，直到湯汁收乾。（圖1）
4. 再加入高湯、拌炒至湯汁收乾；持續這個步驟，直到米粒煮至外軟內硬，米心仍保有嚼感的熟度。
5. 當米飯快熟時，加入番紅花水和咖哩粉再次拌炒，使其上色。（圖2）
6. 撒入帕馬森乾酪，最後加入1大匙的奶油，拌勻，並用海鹽與胡椒調味。
7. 將煮好的米飯加入切細的芹菜放置盤中，將蛤蜊放置其上，再入烤箱用180度火烤至蛤蜊打開。
8. 趁烤蛤蜊的同時，在另一鍋中用剩下1大匙的奶油將透抽和鮮蝦煎熟。
9. 將煎好的透抽和鮮蝦擺在米飯最上面，再削上幾片帕馬森乾酪，道地西班牙美食呈現在面前。

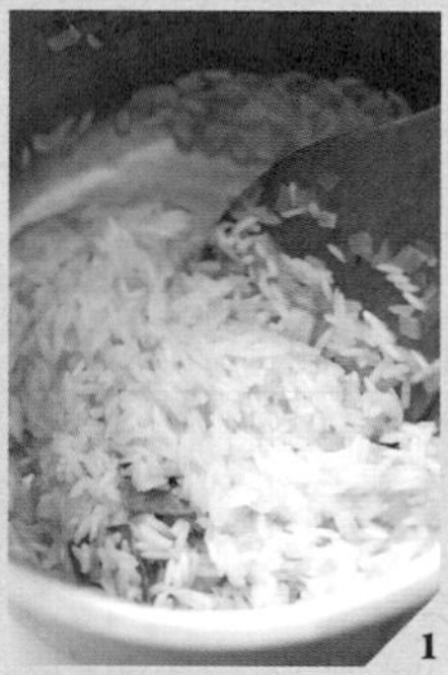

1

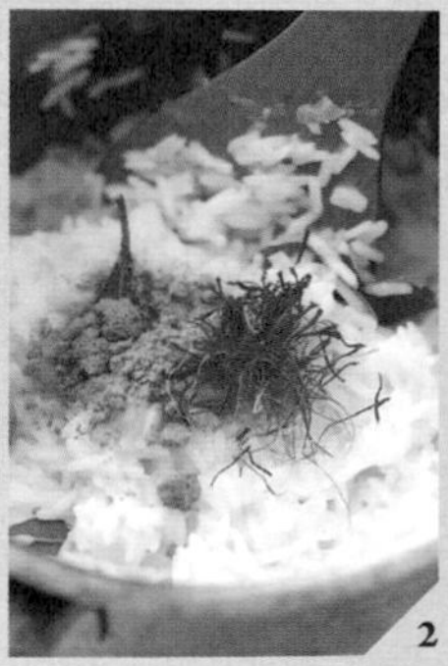

2

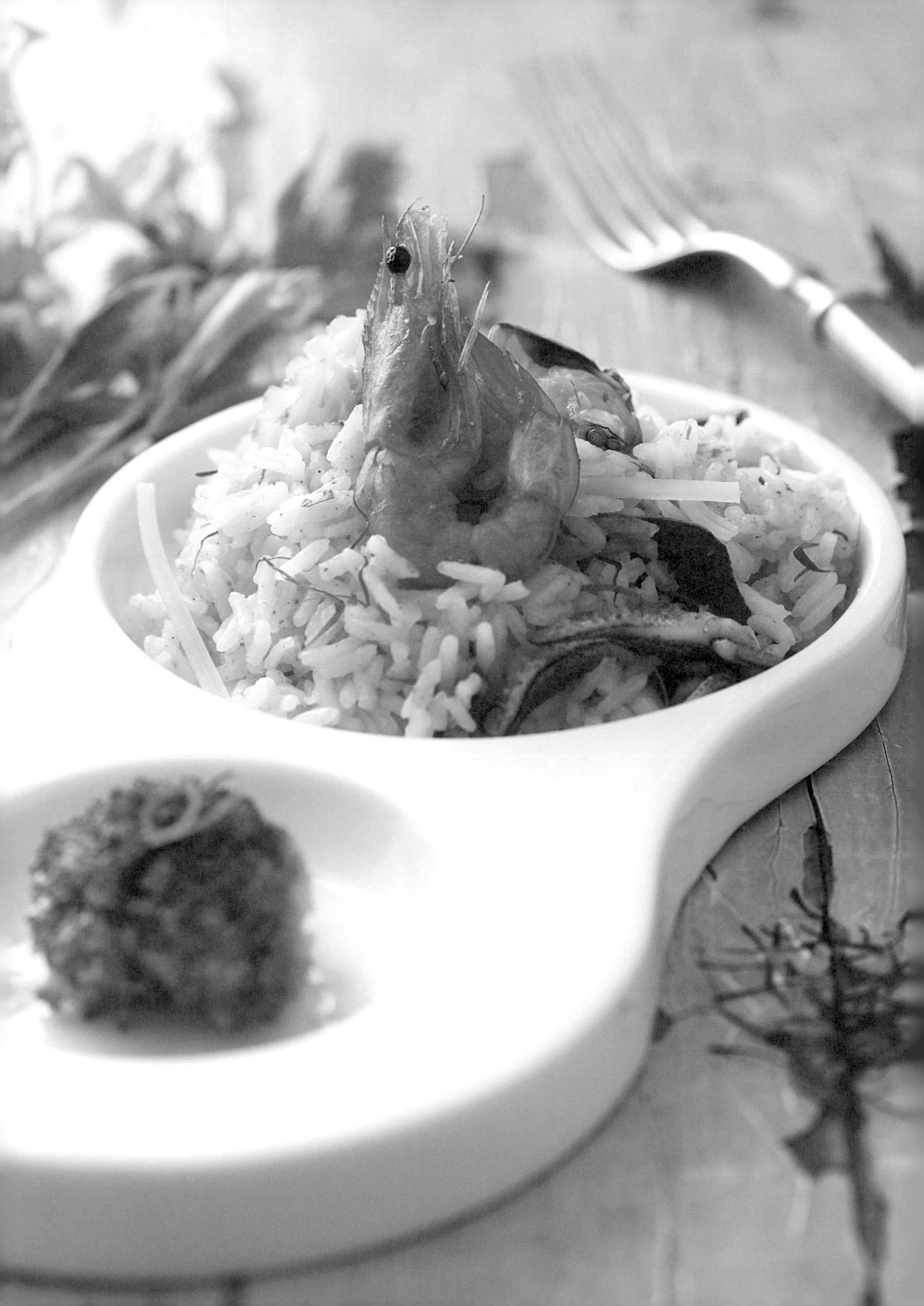

當歸・血中氣藥各有歸

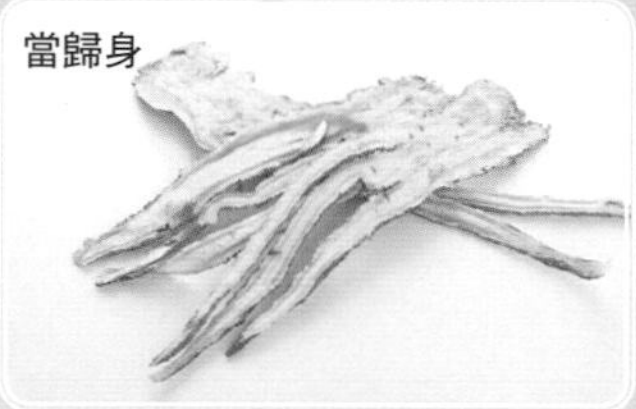

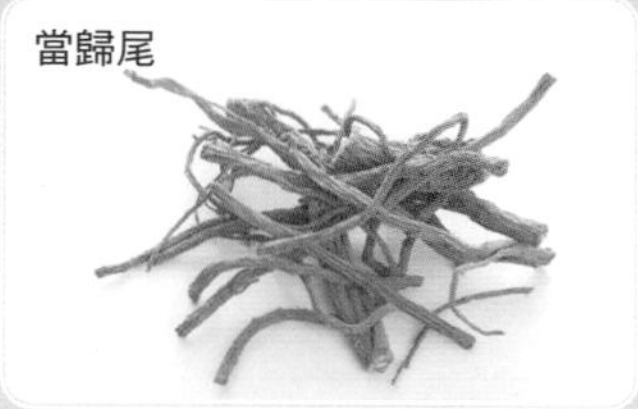

當歸性味辛苦溫。許多人都知道當歸有補血的功效，特別的是在其功效中有一段話是這樣說的：當歸為血中之氣藥。主要就是在補血的同時，還能推動血氣的運行，使氣血各有所歸，故名當歸。

我常在看診時，有不少女性朋友會詢問我，如果有子宮肌瘤可以吃當歸嗎？其實，當歸另一功效，便是治療所謂的「癥瘕」，即肌瘤或腫瘤的疾病，因血氣不行，凝滯為病，便容易造成癥瘕。當歸這時便扮演血中之氣藥，推動凝滯的氣血運行。

當歸依部位的不同，其功效也有不同；當歸頭能止血，當歸身為養血，當歸尾為破血下行。

我本身很喜愛當歸的味道，尤其是冬天燉湯時，不管是排骨湯或雞湯，只要放入一、兩片當歸，就能增添整鍋湯鮮甜的滋味。但記住不要久煮，以免影響其功效，且味道也容易會變苦呢！

藥材的藥用部位是一門學問，使用部位不同，功效也會大大不同。同樣炮製不同，功效也會有所差異。這些都是藥物有趣的地方，在古代針對如何炮製和藥物的使用部位，都有專門的書探討，所以藥物學其實是一門不簡單學問。

古代在藥物採摘和炮製上都非常的講究，不少中醫師本身也深具藥物炮製的知識，從產地和藥材選用部位，到藥物如何炮製，每個環節都深深影響藥物本身的功效。

許多人認為中藥含有毒性，但正確的炮製只會將治療功效最大化，而將其毒性最小化；甚至有些藥物的毒性也正是其療效所在，就像是治療癌症的標靶藥，亦有其毒性；但是也因有其療效，所以取其用來治療癌症。但相對於中藥似乎就沒有這麼幸運，偏頗的觀念很容易就將千百年的藥物炮製精華給扼殺掉，甚至因此就不敢用或禁用，究竟這是人類在文化資產上的損失還是福氣，時間也許會給予答案。

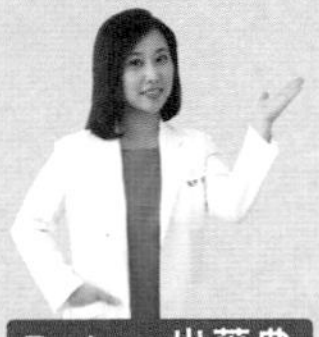

Dr. Lee 小藥典

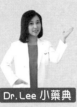

炮製：鮮汁服或熬膏良（熬膏效果較好），趁新鮮打汁服用或是切片燉煮熬膏都有功效。

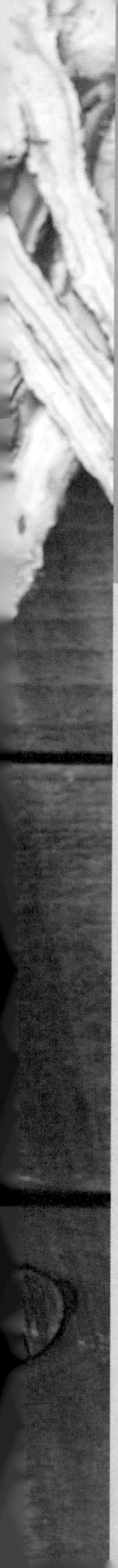

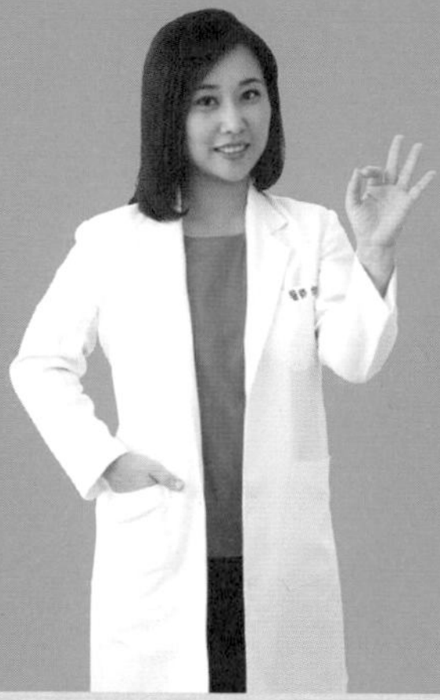

Dr. Lee 小叮嚀

當歸生薑羊肉湯其實是一道古方，針對產後虛寒腹痛的產婦，達到溫補、養血、止痛的功效。當歸和薑都有溫性，能溫暖身體和發汗的功效，枸杞能滋腎強筋骨，羊肉則是溫補身體，在古代婦女產後或虛勞體質的人多服用羊肉以滋補。

當歸生薑羊肉湯

材料：當歸 10 ～ 12g、老薑片 5 ～ 7 片、枸杞 10g、羊肉半斤、水1500cc、米酒1/4杯、鹽1又1/2小匙

作法：

1. 將羊肉切塊後，先川燙置旁。
2. 鍋內加入水煮滾，放入羊肉和老薑，小火煮約40分鐘，直到羊肉變軟。
3. 放入米酒和枸杞，煮7到10分鐘。
4. 放入當歸和鹽，再煮3分鐘即可。

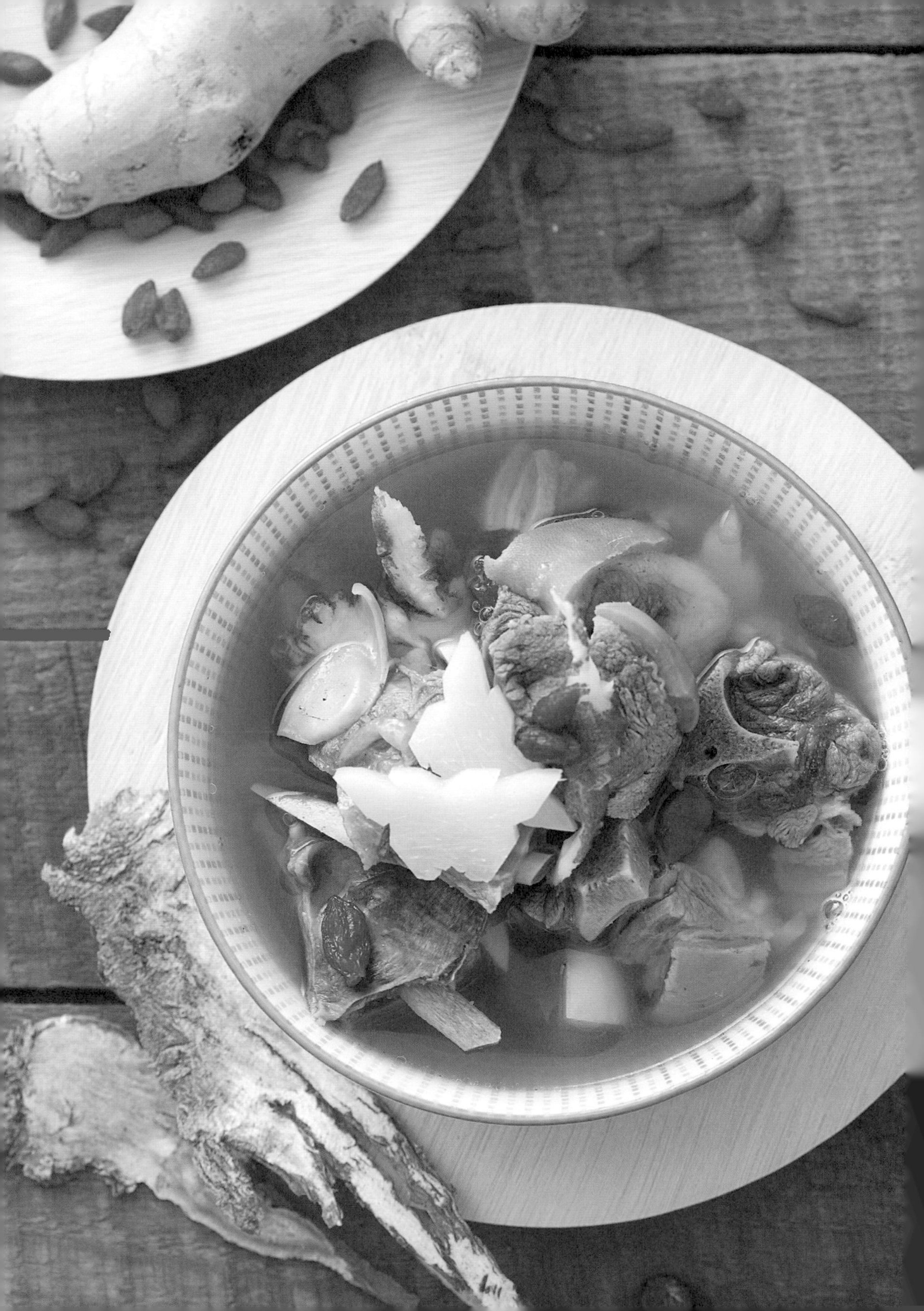

熟地

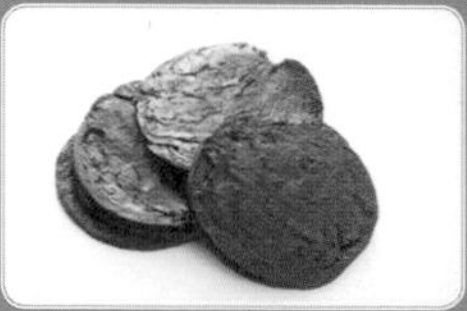

養血潤膚烏髭髮

性味甘溫，能補血滋腎，明目黑髮。因為熟地有補血的效用，古書在其功效中甚至強調可治療胎產百病。但熟地滋膩，若是容易腹瀉的體質，要適量服用。

熟地波特酒燉牛肉非常適合產後補血食用。女性在經行後也能做為燉補之品。但可不是女子專用，男生也可以藉由這道燉湯補腎、黑髮與明目。

熟地波特酒燉牛肉

材料：牛肋條肉400～450g、小馬鈴薯2顆、大番茄3顆、紅蘿蔔1條、洋蔥半顆、熟地15g、波特酒（或紅酒）40cc、橄欖油15cc

作法：

1. 先將牛肋條肉切塊，長寬約為5x2公分，快速川燙後置旁。
2. 將番茄在尾端輕輕用刀刻劃十字型，入滾水快速川燙，再取出置入冷水，去皮置旁備用。
3. 馬鈴薯和紅蘿蔔洗淨後去皮，與洋蔥切塊。
4. 將橄欖油放入鍋中加熱，加入切塊的洋蔥以小火炒香。
5. 放入牛肉，用中火翻炒到牛肉變色。
6. 加入紅蘿蔔、馬鈴薯和牛肉一起翻炒3～5分鐘。
7. 加入波特酒（或紅酒）以大火快炒10～20秒，放入番茄再次翻炒拌勻。
8. 加入500cc的水，以小火慢燉40分鐘。
9. 放入熟地，和牛肉一起煮15分鐘後，取出熟地即可食用。

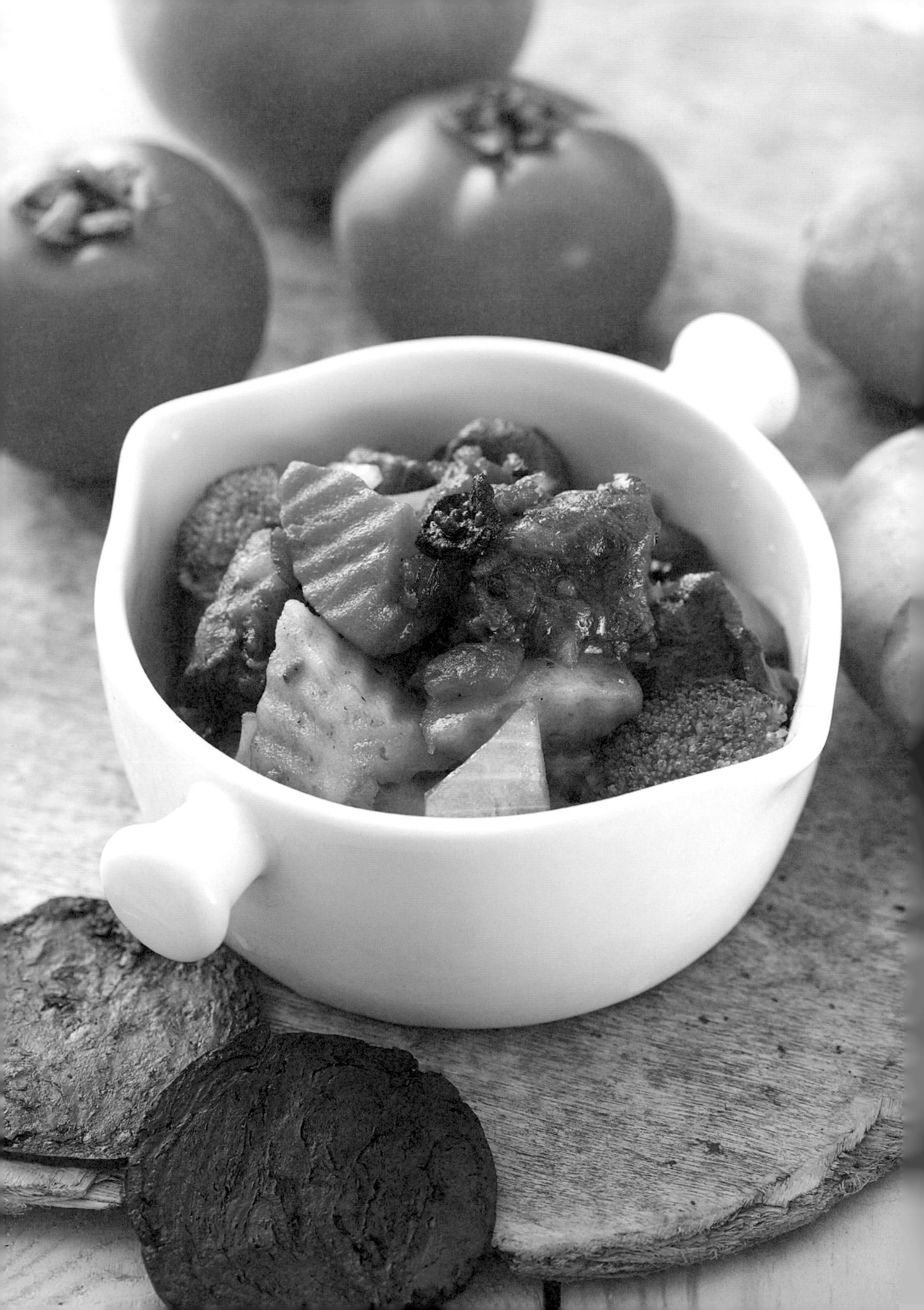

川芎・疏鬱止痛兼調經

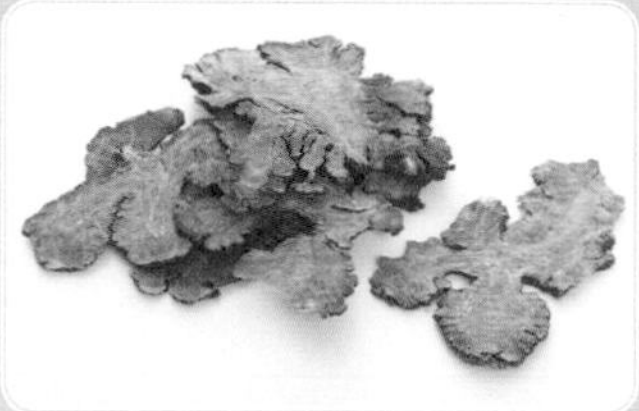

辛溫的川芎是婦科常用藥之一，使用頻率就如同當歸一樣，早已深入我們的生活中，比如我們日常飲用的四物湯（川芎、芍藥、當歸、熟地），其中便有川芎。許多大男生會排斥喝四物湯，認為這是女生喝的，但是川芎可不僅是用來治療女生的疾病，也常用來治療頭痛、腹痛、脇肋痛，對於筋攣抽筋等疼痛，同樣有止痛的功效。

除了治療血瘀的疾病，川芎對於氣鬱的疾病，同樣能疏通鬱滯，所以川芎不僅是治療婦科的疾病，只要是鬱滯不通的情況，都可運用川芎來疏通。

川芎在古代還有一個特別的用處，就是拿來驗有無懷孕，以前沒有超音波，如果月經該來卻沒來，除了請醫師把脈外，也會運用川芎末來驗胎之有無。診療的方式是請婦女趁著空腹時服下一小匙川芎，如果是過了三個月，服下川芎末後腹中會出現微動的狀況（胎動），就是懷孕。若是沒有任何胎動的跡象，加上沒有「喜脈」，這時就可判定為閉經，就是月經不來，而必須進行調經、通經的治療。

我在念古書時，曾念到關於未出嫁女性若是月經遲遲不來，家人請醫師來就診，卻發現其有懷孕的跡象，這時醫師往往為了顧全女子的生命或其家人的顏面，而必須作特別的處理方法，不會大聲張揚該女子已經懷孕的事實。因為在古代若是出現這樣的狀況是一件令家族蒙羞的事，甚至可能會危及該名女子的性命，這時醫師的處理智慧就非常重要。

在醫書中還將其列入醫師該有的醫德建議，在封建社會下，古人在這方面處理技巧比現代人更為細心，為病人著想的心不僅是在身體上，在心理上同樣會站在病人的立場著想。我當時閱讀到這名醫師將治療與該怎麼處理這樣情況的作法，都字字詳細的紀錄，這樣的為病人著想的紀錄過程，真的很是感動。一名好的醫師，不僅在醫術上令人佩服，在醫心同樣令人動容。

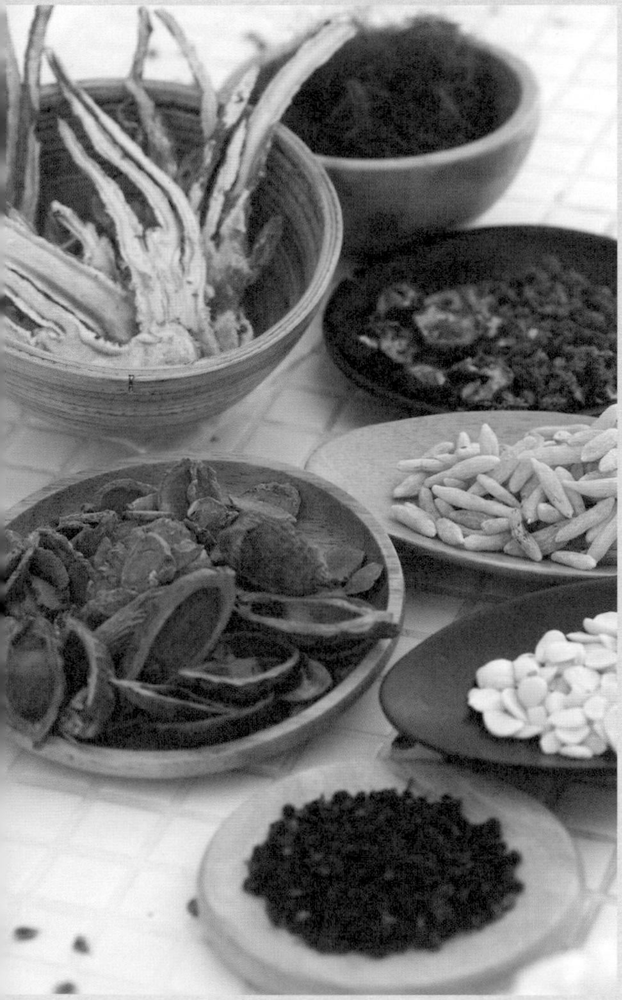

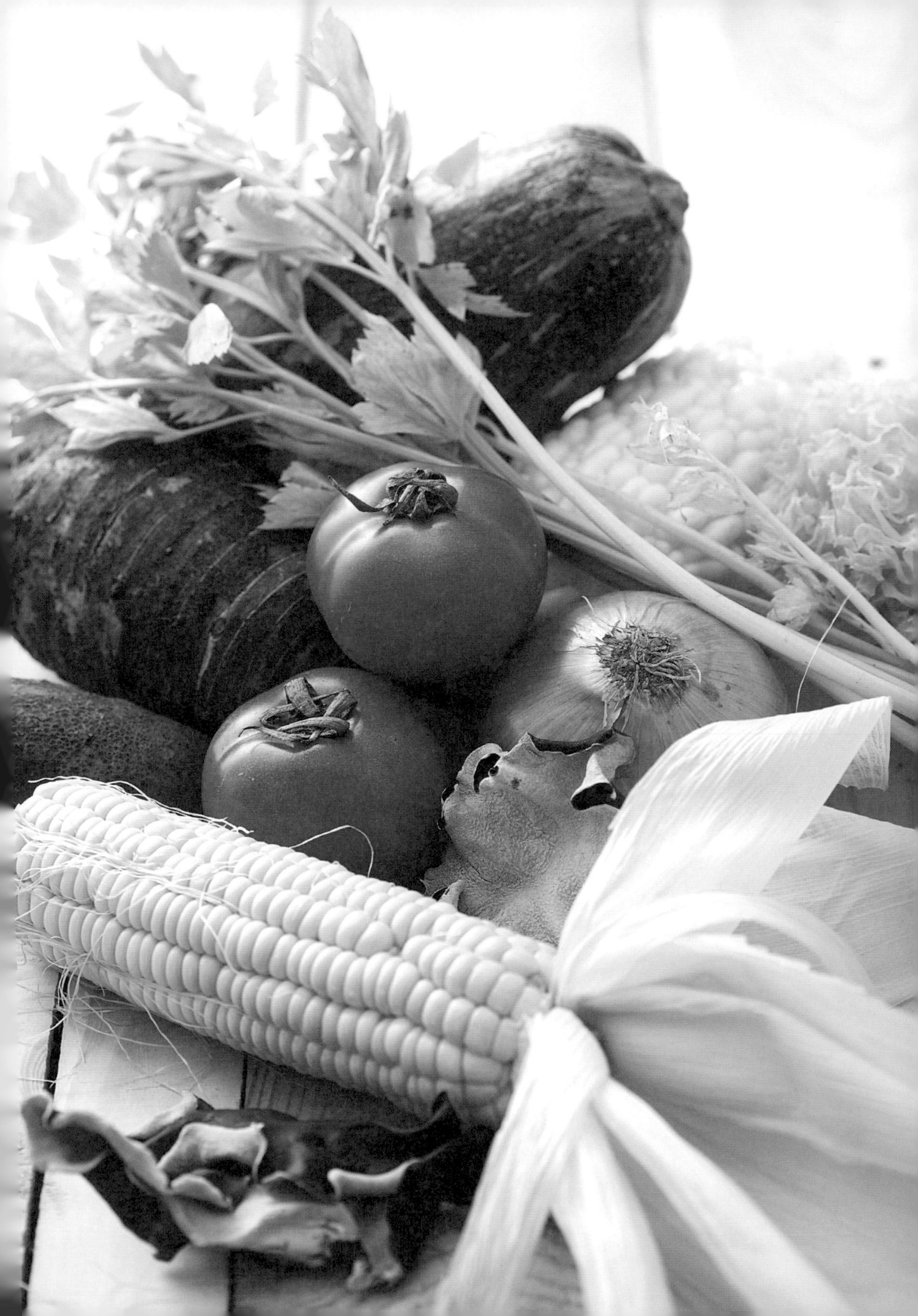

Part 2 蔬食類

每一種植物（當然包含動物或礦物）都有其特屬的性味功效，在回歸自然有機的生活同時，是不是也應該再重新認識一下我們生活周遭的蔬食呢？

有機的自然栽種就是利用一物剋一物的道理，盡量不再使用化學合成的藥物或殺蟲劑，避免破壞大自然本身的平衡。

而人體又何嘗不是如此，草本的藥物自有其偏性，但也正是其藥性所在。聰明的醫師是了解人體所失衡之處，再藉由植物本身的偏性來導正人體之偏性，使之回歸平衡，重返健康的狀態，這才是人體從內而外的自然有機治療。

蓮藕・不傷身的阿斯匹靈／蓮子・久泄良藥

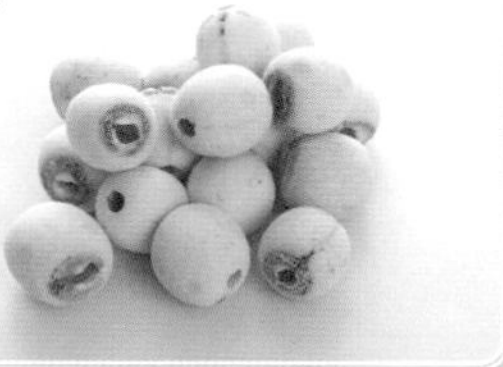
蓮子

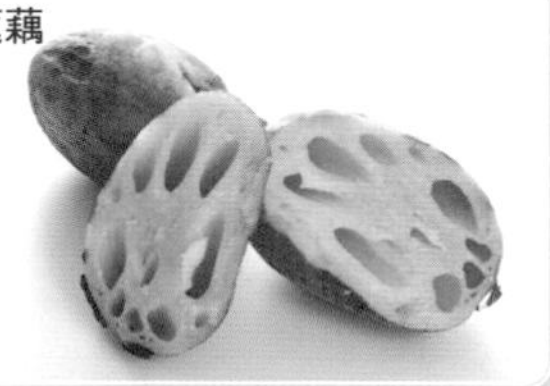
蓮藕

蓮藕性味甘寒。生食能涼血化瘀，解酒、解蟹毒。熟食甘溫，能益胃、止瀉。生食宜選鮮嫩的外型，熟食煮湯的則選擇較老、較胖壯的外型。

藕節有止血的功效，若有跌傷或內出血，用藕節入藥，是臨床很常使用的療法。對於胃出血、痔瘡出血或牙齦出血，則可單用生的老藕打汁服用，可幫助止血。因為藕汁內含鞣質，具有收斂的功效，對於出血性疾病或小孩容易流鼻血的症狀，都可以多喝些蓮藕汁或用蓮藕燉湯來改善出血的頻率。

蓮蕊鬚性味苦寒，能清熱止血、治療遺精或熱性出血性疾病。

蓮子性味甘溫，能健脾益胃，收澀治崩，對於小孩容易腹瀉或容易遺尿、尿床，以及男子滑精，女子白帶過多，都可以藉由蓮子收澀的功效，來幫助病況的改善。蓮子不僅可以煮湯食用，也可以加入白米中，煮成蓮子飯，長期食用便能見其功效。蓮藕粉是天然的安眠藥，能幫助安神寧心，為產後、病後虛勞妙品。對於清虛熱的效果特別好，有些小朋友在夜晚時總是睡到一頭汗水，這時候爸媽可熬煮些蓮藕粉的茶飲，在平常給小孩子飲用，一段時間之後，自然會改善這樣的虛汗狀況。藕粉是我最愛的天然的炸粉，只要炸獅子頭、或煎豬排，都是用藕粉來當裹粉，滋味特別好喔。

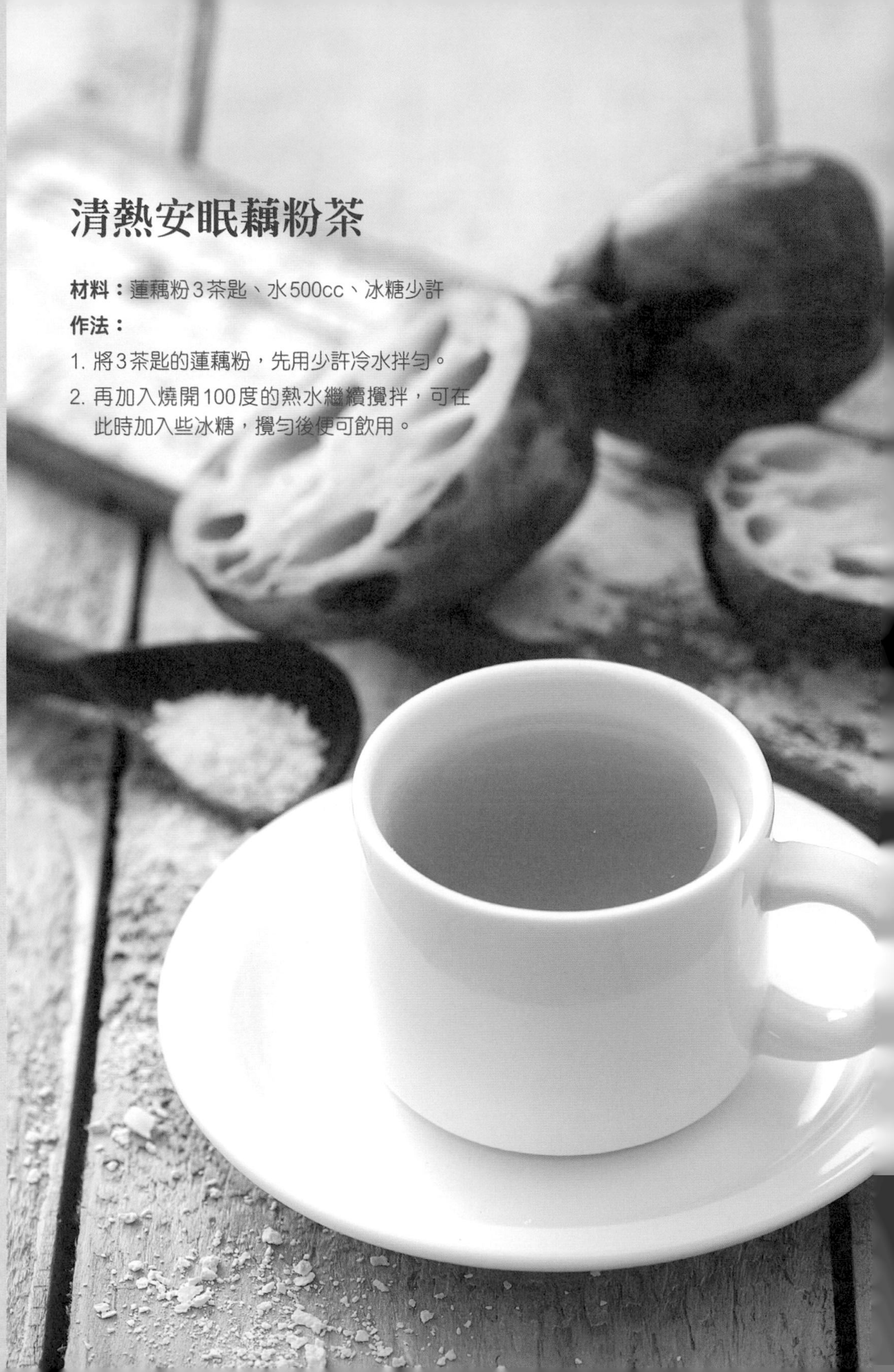

清熱安眠藕粉茶

材料：蓮藕粉3茶匙、水500cc、冰糖少許

作法：

1. 將3茶匙的蓮藕粉，先用少許冷水拌勻。
2. 再加入燒開100度的熱水繼續攪拌，可在此時加入些冰糖，攪勻後便可飲用。

Dr. Lee小叮嚀：如果容易便祕或感冒初期，都不建議食用蓮子，以免加重病情喔。

芡實・白帶腹瀉縮小便

芡實的古名很有趣，叫做雞頭子，芡實本身雖然和雞頭長得很不一樣，但其外包的殼，也就是整株果實的外殼尖處和雞嘴長得挺像的，所以芡實的花又叫雞嘴蓮。

芡實常用來治療腸胃疾病，尤其是久瀉或是吸收不良；也常被用來治療婦女的白帶問題，或是男子的夢遺、滑精，只要是收澀不良的疾病，基本上都可以搭配芡實來治療。

在四神湯中也少不了芡實這味食材，但要記住，食用芡實時一定要細嚼慢嚥，收澀的療效才會更好。因為其具有收澀的功效，所以一次不要吃太多，避免脹氣不舒服或導致便祕的問題，當然如果本身就有脹氣或便祕的問題，就得適量食用了。

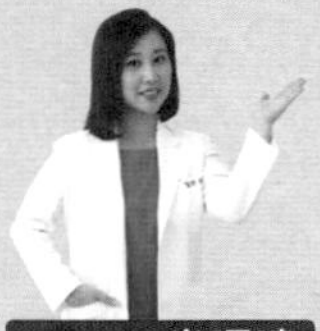

Dr.Lee 小叮嚀

食用芡實時一定要細嚼慢嚥，收澀的療效才會更好；也不要一下吃太多，不然會引起脹氣或便祕的問題喔。

荷葉・補脾升氣治遺精

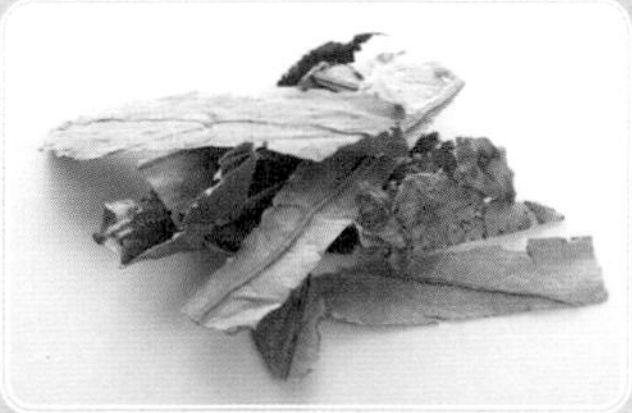

許多人欣賞荷花的美，尤其是張大千更是將墨荷之美畫到極致。荷花、荷葉有著脫俗的美，而且還兼具許多治療的功效，將荷葉入菜能幫助脾胃之氣，如粉蒸荷葉排骨或荷葉糯米雞。

在古方枳朮丸便是將荷葉連同飯煮熟，為丸入藥，以顧脾胃升陽氣。透過荷葉升清化濁，入飯引入中焦，加強原本枳實和白朮健運脾胃的功效。

荷葉還能散瘀、活血兼治遺精，若是不小心跌傷或是產後的化瘀排惡露，都能透過荷葉入藥，來加強化瘀血、生新血的功效。

荷葉因其有疏通之效，臨床上常用來治療肥胖，特別是痰瘀型的肥胖，喜食肉類和甜食，代謝低下，氣不足又容易疲累，在減重的同時，多喝些荷葉茶，幫助身體陽氣的疏通和脾胃的健運，還能改善身體因為循環代謝障礙而容易疼痛的毛病呢。

紫蘇〔葉、梗、子〕 • 發汗散寒解毒藥

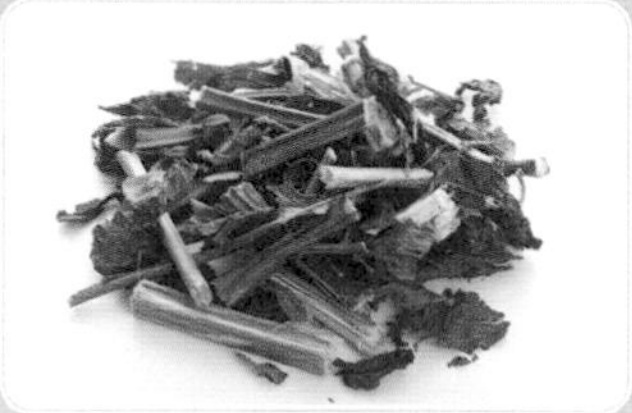

大家一定都吃過紫蘇梅，我第一次吃的紫蘇梅是姑姑自己醃製的，梅子很大、非常的甘甜，還有少許特別的香氣。當時我還很小，不懂為何梅子旁會有葉子模樣的東西，詢問姑姑之後，才知道那叫紫蘇葉。當時以為紫蘇配梅子只是單純好吃，還不知紫蘇有很多很好的療效。

例如，紫蘇油本身就兼具防腐的功效，所以許多醃製品中加入紫蘇，可不僅是單純好吃而已。紫蘇葉還可以發汗散寒，能治療風寒型的感冒。

紫蘇葉也有殺菌作用，所以在日本料理店常被用來搭配生魚片或握壽司食用；溫性的紫蘇葉能中和魚蟹的寒性，避免因過食魚蟹而腹痛、或腹瀉。

紫蘇梗除了健胃，還能改善咳嗽，特別針對懷孕期的孕婦，感冒咳嗽時，我多會加入紫蘇梗溫和治療，且具有安胎的功效。

紫蘇子則多了化痰的功效，所以若是咳嗽伴隨痰多，則可運用紫蘇子的化痰之功。我在臨床上常用紫蘇子治療老人家久咳不癒，或咳痰難出，效果挺好的。

白蘿蔔〔子〕・行氣消脹解宿醉

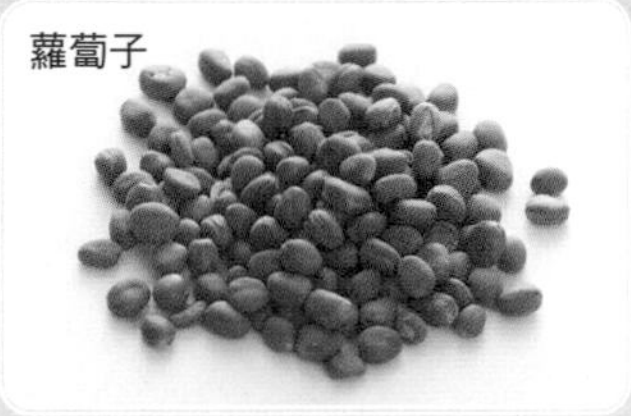

白蘿蔔又稱萊菔，能行氣、化痰、消食。性味辛甘，生吃、熟食的功效也不一樣；生吃性味辛甘涼，能潤肺化痰，治療熱咳失音，且能解酒毒，針對宿醉不舒，可喝些生蘿蔔榨汁緩解。

熟食則甘溫，能助腸胃消化，改善脹氣；若是吃麵食或糯米而導致的腹脹，這時可喝一碗蘿蔔湯，便能治療麵食導致的食積。

因為白蘿蔔有消氣的功效，針對有人吃了補氣的藥而感到腹脹不舒服時，吃些生蘿蔔便能化解。但如果正在吃補藥調身體，就要忌食蘿蔔，以免影響藥效的吸收。

蘿蔔子也是一味中藥，主要能幫助化痰治嗽，臨床是很好用的一味化痰藥。

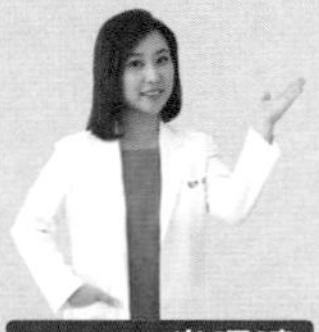

Dr.Lee 小叮嚀

宿醉時可用生蘿蔔榨汁飲用，就可緩解不舒。但如果正在吃補藥調身體者，就要忌食白蘿蔔，以免影響藥效的吸收。

紅蘿蔔・顧眼明目治夜盲

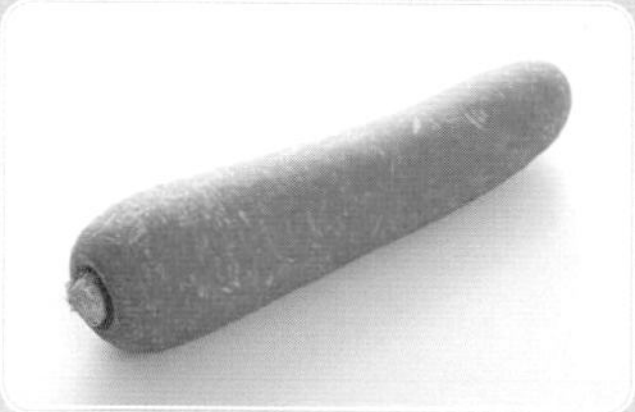

紅蘿蔔又稱胡蘿蔔，在元代時從國外移入，本草綱目也有記載，但當時不曉其功效。

後來，我研讀古書時，發現古代有一名方羊肝丸，特別能補眼明目，甚至強調所有目疾皆能治療。讀到這裡，不免心生疑惑有這樣厲害的藥物嗎？研究後才發現，以前的羊多吃胡蘿蔔葉，加上羊肝臟富含維生素A，針對夜盲症和乾眼症的確有治療的效果，但若強調所有目疾是有誇飾之嫌疑了。

白蘿蔔和紅蘿蔔雖然都是蘿蔔，但是功效很不一樣；一般來說，在用補氣藥時，都會跟病人說不能吃白蘿蔔，但紅蘿蔔就沒關係。主要是白蘿蔔有消氣的功效，性味較寒。而紅蘿蔔性味為甘平，且富含胡蘿蔔素，在人體內轉變為維生素A，對於眼睛的保護是不可或缺的。但是請記得要煮熟吃，並搭配些好油，才會有效吸收胡蘿蔔素成分喔。

有些小朋友很不愛紅蘿蔔的味道，但我記得我小時候家中的一道美味料理——紅蘿蔔炒蛋，並沒有生紅蘿蔔的味道，反而有著濃濃蛋香，加上甘甜的紅蘿蔔絲配上滑嫩的蛋，真是百吃不厭啊！

百合・讓人快樂的魔法

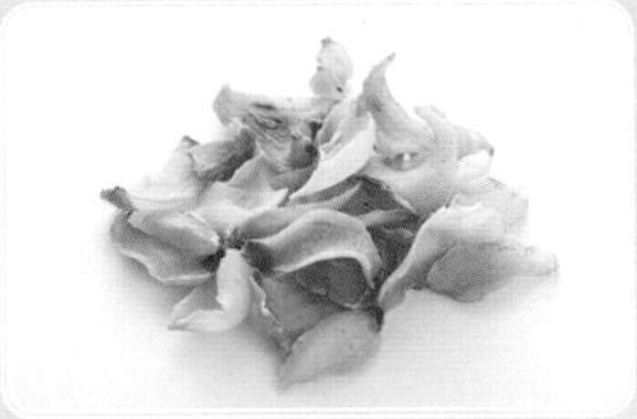

小時候聽說失戀了要吃香蕉皮，那時我想失戀的人真是可憐，心都已經這麼難過了，還要塞入香蕉皮這樣難吃的食物；後來我在研讀《傷寒論》時，發現原來百合可以治療「百合病」，就是情緒鬱結不舒的疾病；症狀為想吃卻吃不下（意欲食、復不能食）、常獨自一人不想講話（常默默然）、想睡，躺著時卻翻來覆去不成眠（欲臥、不能臥）、想走走，站起來時卻又不走了（欲行、不能行）、吃東西時偶爾會覺得好吃，有時又覺得食之無味（欲飲食，或有美食，或有不用聞食臭時）、口中覺得苦味（口苦），用了藥物也無效（諸藥不能治），就像是被神靈附身（如有神靈者），身體看起來無恙，但整個人變了樣，古代就叫此病為「百合病」。以現代來說就是精神上的疾病，如精神受了很大刺激，比如像失戀，透過百合可幫助自己的心和身體恢復正常。

食用百合可分為新鮮的和乾燥的，藥用部位是其鱗狀莖，色白入肺，對於肺熱咳嗽，痰黃涕稠，可達到清熱、潤肺、改善咳嗽的功效。百合也入心經，能安神、寧心、助眠。新鮮的百合可以和食物共煮，如炒蘆筍或炒山藥肉絲，也可以直接煮粥食用。乾燥的百合通常都是入藥共煎煮，由中醫師開藥方，依需要的分量，再行服用較合適。

番薯 • 腸道的清道夫

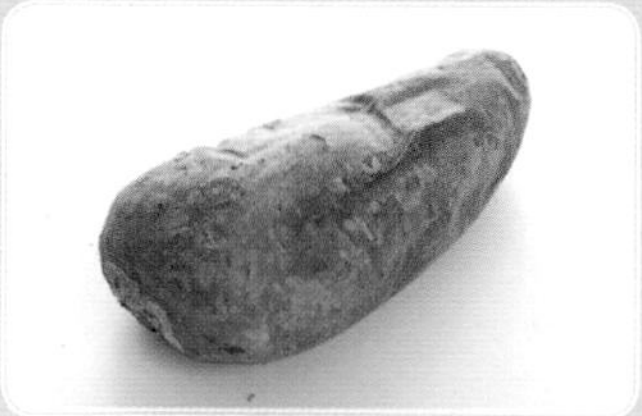

番薯又名甘藷，一名地瓜，相傳是從東南亞國家移種，因可以大量生產以禦飢荒，所以後來台灣便大量種植，成為非常普遍的食物，也成為許多台灣人小時候常常吃的食物。我還記得我爸爸常跟我們說，他小時候家境不好，平常大多吃地瓜清粥，能吃到完全白米飯的機會是少之又少，更別說加顆蛋了，只有在節慶時偶爾才會吃到雞肉，和現在每天大魚大肉真是天差地別。現代人大魚大肉吃多了，才發現原來只吃番薯粥的日子對身體才是健康。所以，現在簡單又便宜的番薯反而又成了當紅炸子雞。

其實番薯還有一個特殊功能，凡坐船或搭車，而會暈船或暈車的人，可吃少許的番薯，腸胃道就會舒服些。下回出去玩時，袋子中別只記得暈車藥，放些番薯預備著，也是一個改善暈車的好方法。這可不是我說的，是我閱讀的古書中記載的一個小故事，古代有不少士兵在渡海時暈船，剛好船上備有番薯，有些士兵因吐到肚子餓了，就拿少許番薯來吃，吃完後居然發現頭不暈了、也不吐了。番薯能防暈船的特別功效就這樣傳開了。

同樣對於嘔吐滿有功效的就是生薑汁，所以下次坐船或搭車時預備著生薑燉番薯，少許吃一些，就不怕暈船或暈車了。

山藥・生食補腎熟食助脾

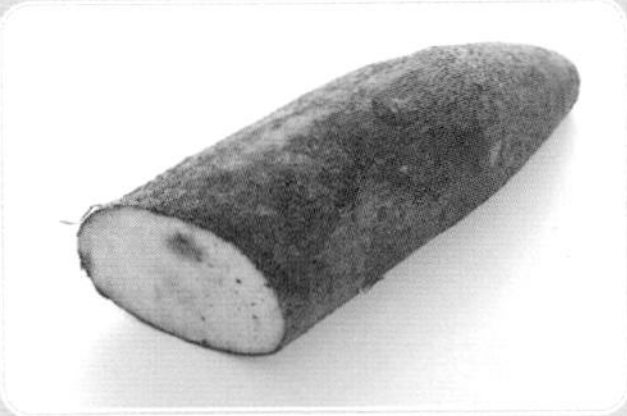

山藥古名薯蕷，後來為何改稱山藥，是有一段因緣的。古時候不管是人名或藥名，絕對不可以和皇帝的名字一樣，雖然比皇帝早取名，可是重覆了還是得改名，薯蕷就是一個例子。

唐代宗名蕷，薯蕷當然就得改掉它原本的名字，故後人改稱山藥。我猜想是因為當時為野生的居多，藥夫都得往山裡採其根莖，因其藥性不錯，故稱山藥。

山藥性味甘平，是我很喜愛燉湯的食材之一，但大多數人都不知道山藥生吃、熟食的效果是很不一樣的；生吃能補腎填精，對於補充植物性荷爾蒙很有幫助；熟食則能健脾益胃，對於腸胃系統改善同樣有很大助益。

在神農本草經中可是將山藥列為上品的藥材，能補身體、益氣力、長肌肉。

宋代的本草書中也言明山藥能益腎氣、健脾胃、止洩精、治健忘，可謂脾腎雙補之藥。

山藥花雕雞湯

山藥生吃可以養顏補腎，熟食可以健脾胃，所以Dr. Lee最喜歡吃外熟內生帶滑嫩的口感，也就是別煮太久。但每個人喜愛的口感不一樣，各有千秋滋味。這道補湯可以不用其他調味品（例如鹽巴或味精），湯本身的甜味就很夠了。冬天暖暖的喝，趁熱喝會感覺手腳都暖呼呼的，最好當天喝完最美味了。

這道藥膳湯既好喝又可以養顏美容，還可顧脾胃，是Dr. Lee的私房菜，食譜是Dr. Lee自創的，和市面一般食譜的花雕雞作法可能略有不同，請別見怪，不過相信美味程度是不會差太多的。

材料：切塊土雞（或放山雞）半隻、山藥適量切塊、花雕酒與黃酒各半碗（喜歡酒味重的可多些，不喜歡的就微加便可）、薑片5片、蔥花切細適量

作法：

1. 將雞肉快速川燙後，置旁備用。
2. 準備半鍋清水並放入薑片煮滾。
3. 將川燙後的雞肉置入鍋中，用文火煮30～40分，煮到湯變成乳白色，湯中有香味。
4. 放入山藥。山藥的軟硬程度可依個人愛好；喜歡外軟內滑嫩的就別煮太久，小火約煮3～5分鐘；喜歡完全燉至軟綿程度，用文火再續煮15分鐘左右。
5. 不愛酒味重的朋友，這時可放入花雕酒與黃酒和山藥同煮。喜歡花雕味重的，起鍋前3分鐘再放花雕酒（黃酒可以先放）。
6. 熄火，灑入蔥花，美味的補湯就完成囉。

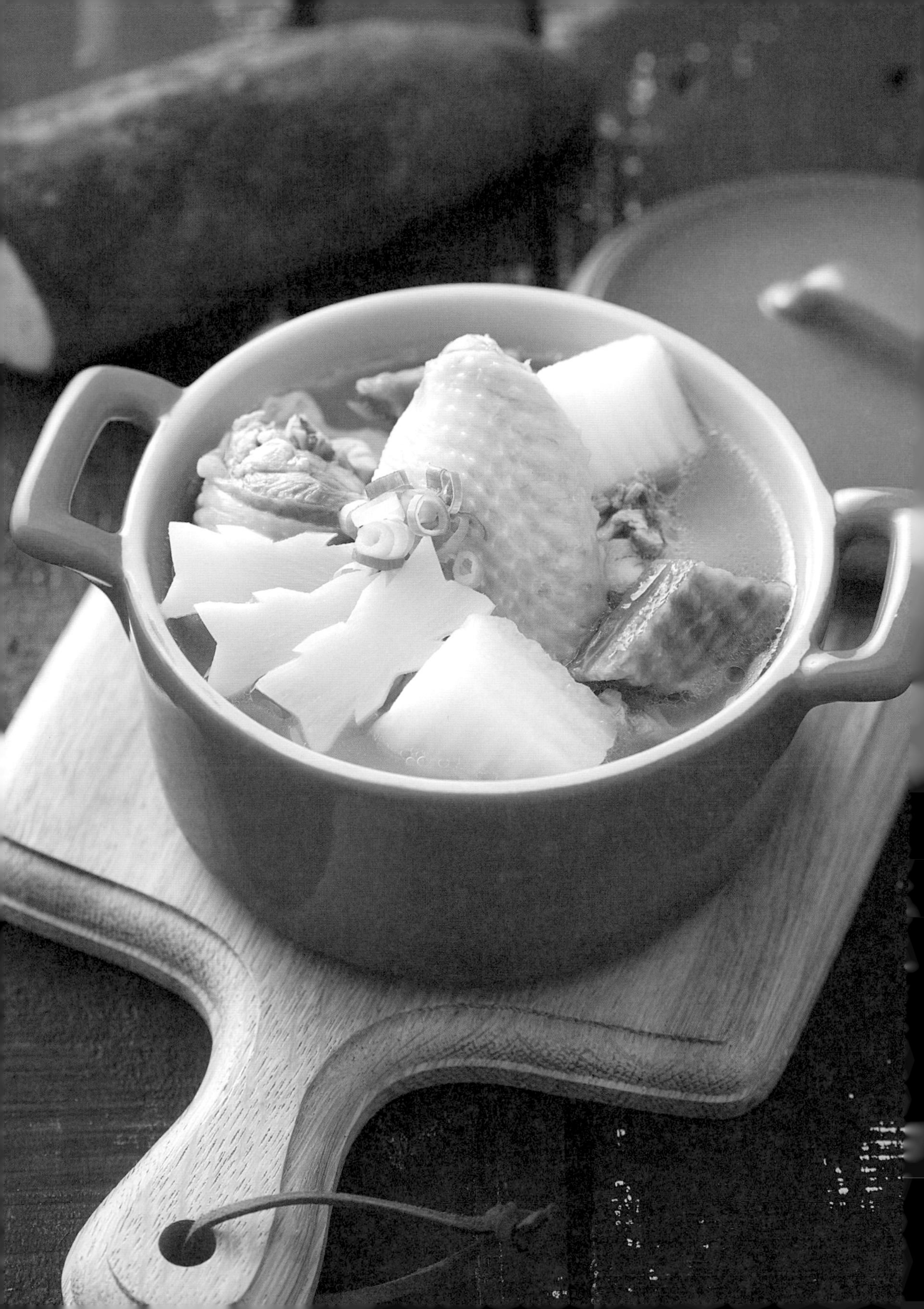

芋頭・補虛消腫癢疾忌

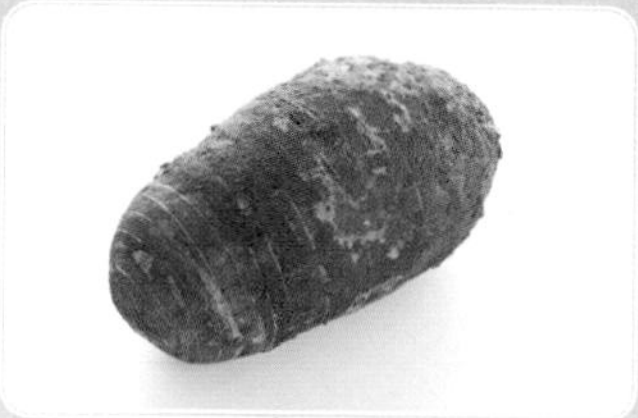

芋頭甘滑，古人常將芋頭和鯽魚同煮，以補虛勞，改善疲累無力的症狀。芋頭富含澱粉和植物性蛋白，飽足感甚高，但是容易腹脹的人不能多吃，否則肚子會脹得更不舒服。現代比較少用芋頭入藥，然而清代名醫葉天士倒是曾用芋頭煮粥，治療不少小兒的頸部淋巴核腫。

但是芋頭屬於發物，所謂的發物便是容易加重原本皮膚疾病的食物，所以有癢疾的患者，都要避免吃到發物，才不會讓癢疾更嚴重。

我記得小時候，在小芋頭生產的旺季，爸爸常買回家將之洗淨，蒸煮後，我們會沾些蒜頭醬油來吃，鹹鹹甜甜的滋味好難忘啊！長大後，我幾次想要自行蒸煮這樣的味道來品嚐，卻老是覺得沒有小時候那麼好吃的味道。有些記憶中的美味，真的只能在記憶中回味了！

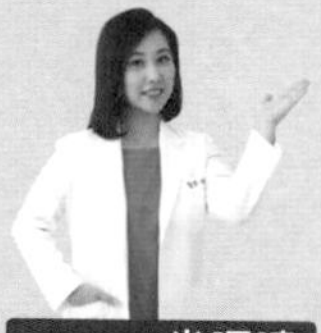

Dr. Lee 小叮嚀

發物，便是容易加重原本皮膚疾病的食物。所以有癢疾的患者，都要避免吃到發物，才不會讓癢疾更嚴重。

韭菜〔子〕• 活血消瘀兼助陽

韭菜為佛家五葷之一，五葷都有特殊的氣味，像是韭菜或大蒜，大都含有機硫化合物，具有強精補陽的功效。

為何古代佛教會禁止這些食材，主要可能是因為具有補陽的功效，這些功效有如蔬菜中的威而鋼。比如，韭菜子古代就用來治療陽痿、夢遺、早洩或小兒遺尿。

這些具有強烈氣味的食物，往往也具有殺菌的功效，多屬辛溫的食物，吃過多可是容易上火的。

韭菜還有一個特殊的功效，就是能活血化瘀，尤以將其洗淨後生食或榨汁服效果最好，能治療體內的瘀血，不論是胃部的瘀血或是泌尿道的尿血，或是挫傷的瘀血，均能化瘀止痛。

所以下次如果不小心扭傷了腳，少吃些止痛藥，多喝些新鮮韭菜汁。雖然味道辛辣，但是能夠化瘀止痛又沒副作用才是王道。

荸薺

消除結石的妙方

荸薺也是我日常愛吃的食物之一，除了可以做蝦鬆或獅子頭，增添鮮甜美味外，還能軟堅化結，對於結石有疏通的效果。

古書上強調能治噎嗝和開胃化食，有時小孩或老人家腸胃不消化時，很容易一直打嗝不舒，這時趕緊做一杯新鮮的荸薺汁，加些蜂蜜慢慢喝下，便能緩解不適的感覺。

芹菜

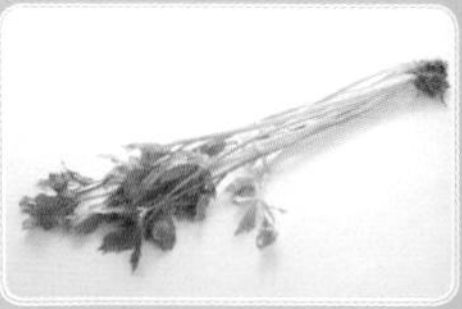

利尿降壓葉亦服

芹菜性味甘涼，可以清熱、降壓、利尿。初期泌尿道發炎還不嚴重時，可將芹菜打汁來喝，便能改善發炎而小便不利的情況。若容易因痔瘡出血，平常也可多喝些芹菜汁，除了可以清熱外，還能止血。

而屬於肝陽上亢的血壓高，兼有容易口乾口渴或便祕的情況，平常也適合來一杯芹菜汁，除了有清熱通便的功效，還能改善這種陽亢型血壓高。但是，也有屬於虛性的血壓高，如果不清楚自己的證型，一定要配合就醫治療才能有效改善病況。另外要注意的是，芹菜性味偏涼，容易腹痛或手腳冰冷，及女子經行期間或哺乳期都儘量不要生吃。

香菜・增加乳汁助發奶

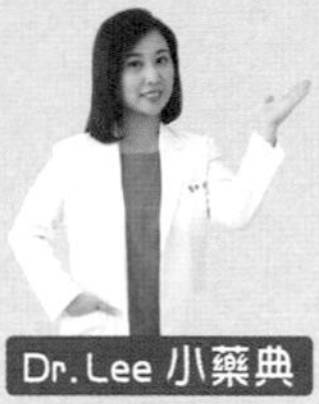

Dr.Lee小藥典

香菜具有發性，如果身體有皮膚癢疾的朋友，就得少吃些香菜了，免得濕疹或異位性皮膚炎「發」的更嚴重呢。

香菜古稱胡荽，性味辛溫，香竄。功效：內通心脾，外達四肢，辟一切不正之氣就是可以從內而外幫助身體循環。在古書上看到「胡」這個字，十之八九就可以推測這非中國原產，相傳香菜是張騫從西域帶回，但是入藥使用卻很早，一開始多做為幫助小兒痘疹外透之藥。以前還未發明痲疹疫苗和種牛痘術時，痘疹之疾在小孩成長過程相當常見，但若處理不好也容易會有生命危險，所以自古就有許多痘疹相關書籍流傳。其中透過香菜幫助痘疹透發便是治療方法之一，只要疹毒不內陷，能順利將疹子發出，就不會有生命危險。但有些孩子的體質在腸胃功能部分特別虛弱，本身抵抗力不足，當染上痘疹之疾時，本身體弱無力，疹子該發未發，促使病程延長，這時就會將香菜連同少許酒，用文火煎煮；然後放至稍涼後，再噴幼兒肌膚，促使體表毛細孔張開，幫助疹子透達，縮短病程，並加速身體的恢復。

香菜特別具有「發」的功效，發就是有發汗、幫助體內升陽氣透達外邪或發奶。所以我常用以幫助哺乳的產婦發奶之用。作法很簡單，在烹煮花生豬蹄湯將完成之時，放入切細的香菜，再蓋鍋稍微悶一下，趁熱食用，就可以加強發奶的功效。

冬瓜〔子〕

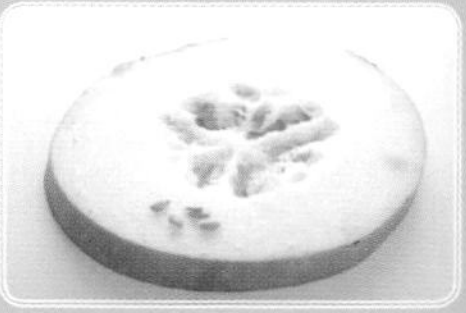

清熱行水兼美白

冬瓜性味甘涼，清熱行水，治水腫、脹滿、腹瀉。

冬瓜可說是一身都是藥，除了冬瓜肉本身具以上的療效，冬瓜皮和其白肉、瓜瓤都能治尿道炎。

冬瓜子則可以潤肺化痰，還能治療所謂的腸癰，即盲腸炎或腸道發炎。有一知名的古方——大黃牡丹皮湯，其中便用到了冬瓜子。

四季的食物真的很有趣，夏天暑熱昏人，這時多喝些冬瓜湯或冬瓜茶，暑熱之氣自退，人也比較不會口渴或煩躁。但容易腹瀉的朋友要酌量食用，或者在烹煮冬瓜時，多放些生薑，透過生薑的溫性來中和冬瓜的涼性。

冬瓜釀本身甘平清熱，能治水腫、消暑氣，煮其水用以洗臉和洗身體，能幫助消去臉上黑斑，皮膚白皙。夏季可多煮冬瓜湯來喝，除了消暑解渴外，還能兼美膚潤白。

美白瓜子茶

材料：冬瓜子10～15g、冬瓜切片1碗、蜂蜜少許、水800cc

作法：

1. 將適量冬瓜洗淨表面（不去皮），切片置旁備用。
2. 冬瓜子放入藥袋中。（圖1）
3. 將水煮開後，放入冬瓜和瓜子，小火慢滾10～15分。
4. 濾去冬瓜和瓜子。（圖2）
5. 飲用時可加些蜂蜜。

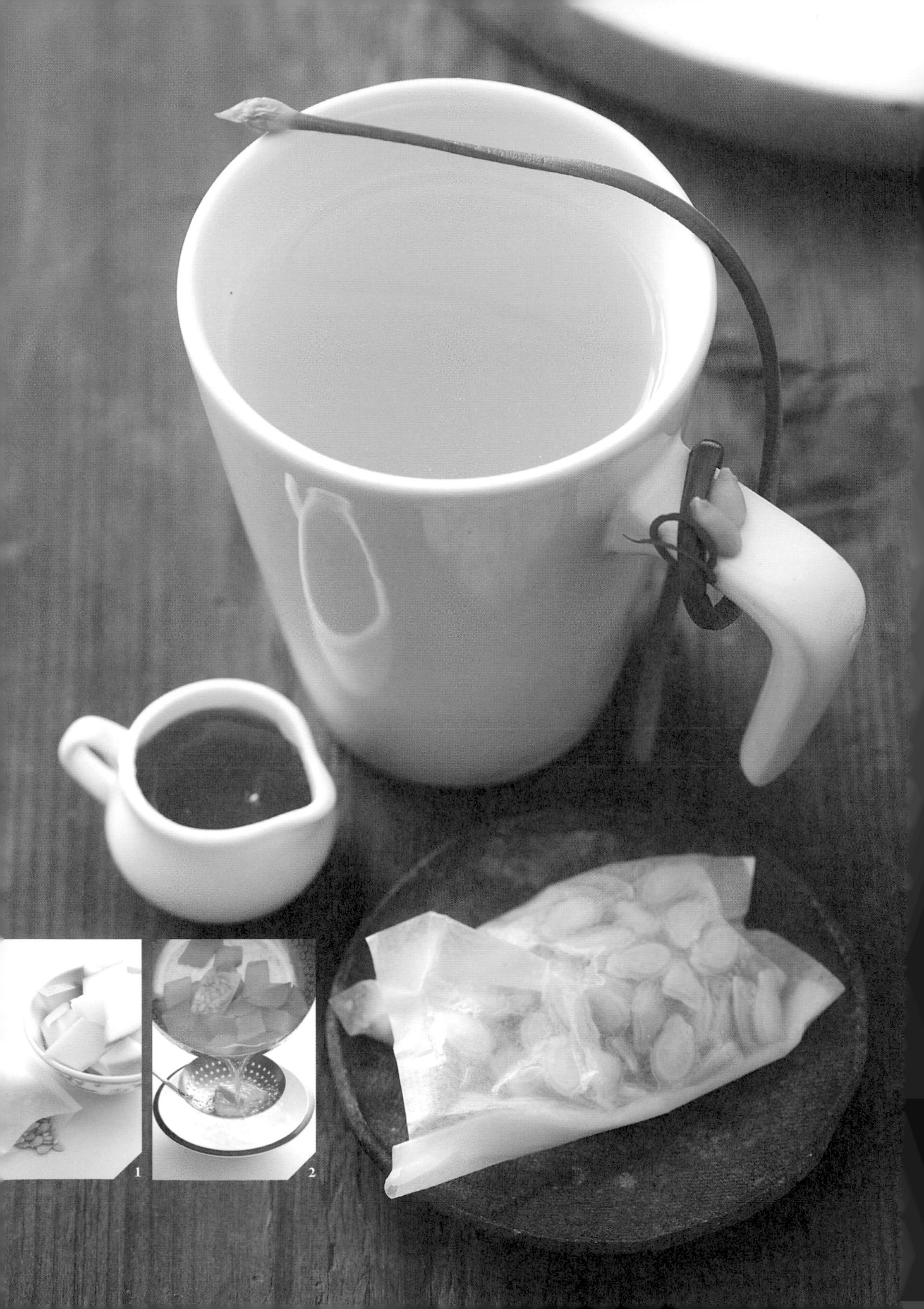
1
2

絲瓜・通乳消腫清熱痰

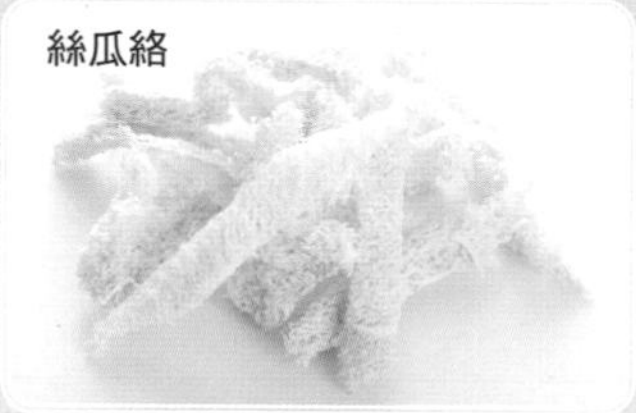

絲瓜在古代有一個很美的名字叫做天蘿，性味甘涼，能清熱解毒、化痰行乳，通絡消腫。嫩者要趁新鮮吃，而老的絲瓜除了可以做菜瓜布清潔用，其實入藥的都是老絲瓜。而絲瓜葉除了嫩的可吃外，生絞汁，其性能消暑解毒，外治疔腫。

絲瓜本身同樣能涼血解毒，治療痘瘡和通乳；尤其是老絲瓜的效果更佳。老絲瓜其實就是絲瓜絡。大家都忽視絲瓜絡的功效，只拿來當菜瓜布使用，真是可惜了絲瓜絡。

絲瓜絡主要可以通經絡，它其實就是絲瓜身體內的「經絡」，運送絲瓜的養分水分，取其象而用其效，來通達人體的經絡。尤其是上焦的阻滯不通，像是乳腺炎或是身體疼痛。身體若出現斑斑點點其實是運行代謝出了問題，可藉由絲瓜絡通行之功，來改善已經淤塞的循行。

我自己則很愛用絲瓜絡來幫助乳腺炎的患者，疏通阻塞和消腫的效果都很好。在古書上還記載老絲瓜能治出血，如婦人產後出血不止，在古代會用燒灰的老絲瓜連同其他止血藥，讓患者服用。特別的是，書中還寫：「服後立止或即止」，就是說這藥一吃下去，出血就馬上停止。真的是太神奇了。

　　但現在若產後出血，百分之百都是馬上開刀處理，所以究竟臨床的療效如何，應該可以再好好研究；說不定能造福許多人，免去因產後大出血而割除子宮的痛。

　　絲瓜水則是大家熟知可當作潤澤肌膚使用，其實絲瓜水古名天蘿水，主要具有清熱化熱痰功效，古時多用做治療肺結核疾病。

淡斑絲瓜茶

材料：老絲瓜半條（削去皮）、甘草7片、水800cc

作法：

1. 將老絲瓜切片，連同甘草放入水中。
2. 大火煮滾後，文火慢滾10～15分，
3. 濾去絲瓜和甘草，當成茶飲慢慢飲用便可。

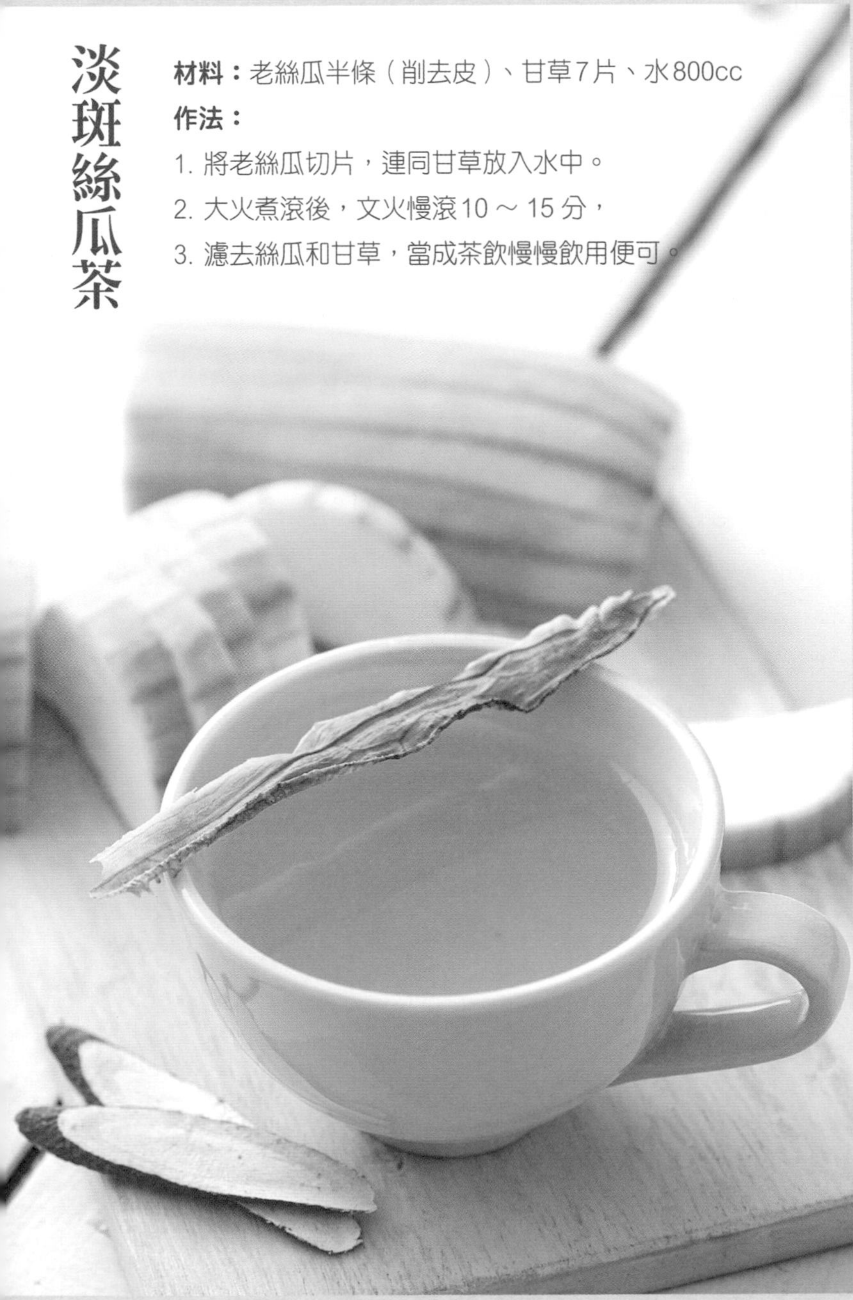

苦瓜・清熱退火子更勝

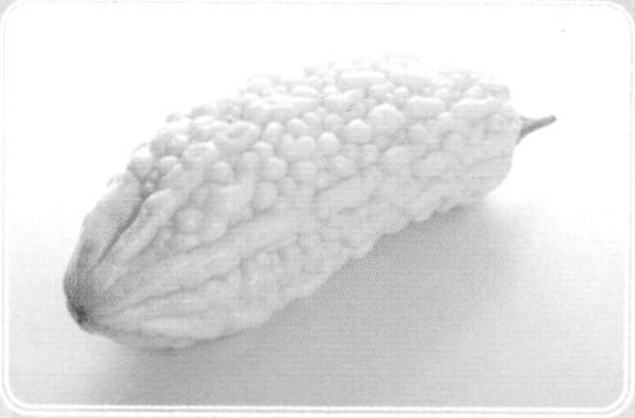

苦瓜古名癩葡萄，因表面的突起形狀就像是一顆顆長得醜醜的葡萄連接起來的樣子故稱。因其性味苦寒，能清暑滌熱，故又有人稱其為涼瓜。

苦瓜能治療因為熬夜的眼睛紅。

苦瓜子一般因為太苦了，多不吃而丟棄，但其實它就像黃連心一樣，清熱退火效果更強。下次煮苦瓜時，不妨把子留下曬乾，上火便祕時和水同煮替代茶飲，就能清肝退火呢。

在中藥中幾乎帶有苦味的，性味八九不離十都是屬寒性的，清熱的效果特別強。但也因為其性味苦寒，體質偏冷的朋友別吃太多，以免讓自己的體質涼上加寒，那就不妙了。

小黃瓜・清暑開胃助食欲

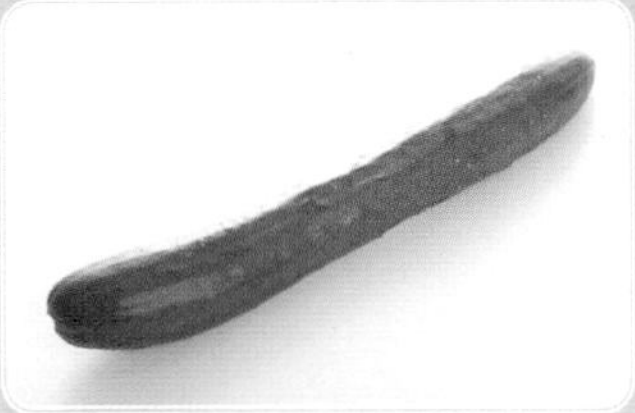

性味甘寒，清熱利水，基本上有瓜名的都屬性味較寒涼，如西瓜、絲瓜、冬瓜或黃瓜；但地瓜和南瓜則不列入其中；所以腸胃較敏感或容易肚子痛的體質者就要適量食用。

食用黃瓜特別要注意的是，在傳染病後或皮膚病症發作時、或產後，都要忌吃黃瓜。有白帶困擾的婦女朋友，也要注意少吃寒涼的瓜類，因寒涼性味的水果很容易造成白帶分泌更多，這時候可以煮些山藥或薏仁來吃，便能去濕幫助白帶減少。

小黃瓜性味較寒，相對清暑、清熱的效果特別好，在夏季炎熱時來碗涼拌小黃瓜，最能清暑開胃。針對夏季因悶熱而食欲差的小朋友，就可以在餐點中做些甜甜酸酸的百香果拌小黃瓜。

作法很簡單，將小黃瓜切小塊後，再切細絲，灑上鹽巴，用手用力抓一抓；待小黃瓜出水後，再瀝乾水分，加入乾淨冷開水稍微浸泡後，倒去開水；接著放入冰箱冷藏，要吃時再現剝一顆百香果，將百香果汁倒入小黃瓜中，拌勻即可食用。

茄子

消腫散瘀助排便

茄子性味甘涼，能活血、止痛、消腫、助排便。

茄子富含「生物類黃酮」的一種，能協助維生素C吸收，還能增加血管的彈性，防止微血管破裂出血，預防牙齦出血，也能使心血管保持正常的功能。此外，茄子還能改善痔瘡出血的現象，加上茄子有助於通便，如果老人家容易排便無力，平時在三餐中多吃一些茄子的料理，就能改善排便的狀況囉。

但要注意，若有皮膚過敏的體質者應該少吃，像是茄子、竹筍、芋頭、乾香菇等都算是發物，如果有皮膚癢疾吃多了，容易復發或加重皮膚疾病呢。

家常茄子

材料：茄子2條、絞肉50g、蒜4顆、薑5片、蔥2支、米酒2大匙、豆瓣醬2大匙（可辣或不辣）、油1大匙、醬油1小匙、糖少許、香油少許

作法：

1. 茄子對半切後，再切成長條狀（約6x3cm）。
2. 薑、蒜切末備用。
3. 先熱鍋後放1大匙油，小火熱燙，放入茄條快炒，取出置旁。
4. 將蒜末炒香，放入絞肉，轉中火炒至微黃。
5. 絞肉炒至金黃後，放入辣豆瓣醬和薑末，炒至色紅且出香氣。
6. 將茄條放入鍋中，加入醬油、糖、米酒一起煨燒入味。
7. 起鍋前加入蔥末，再淋上香油即完成。

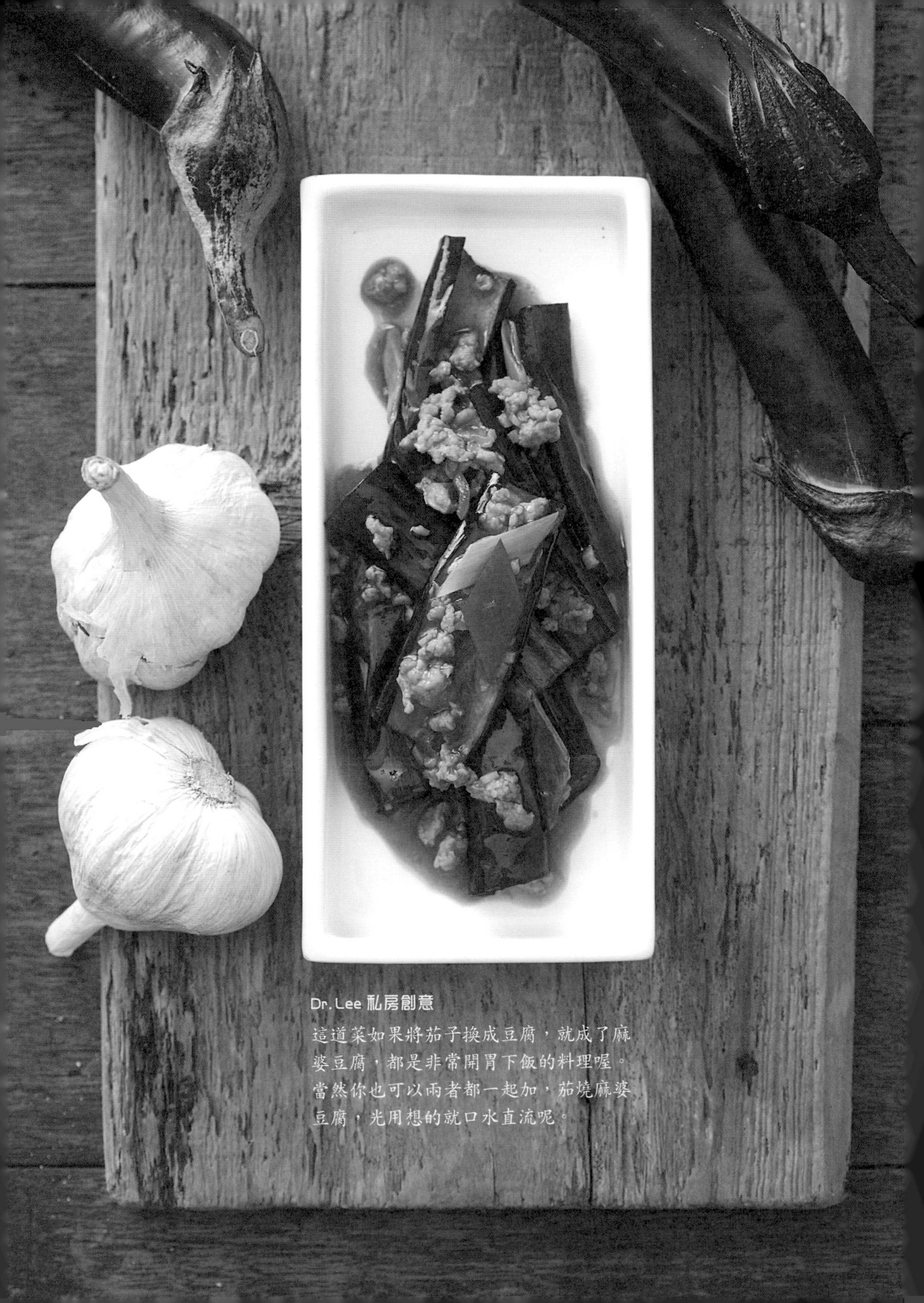

Dr. Lee 私房創意

這道菜如果將茄子換成豆腐，就成了麻婆豆腐，都是非常開胃下飯的料理喔。當然你也可以兩者都一起加，茄燒麻婆豆腐，光用想的就口水直流呢。

黑木耳

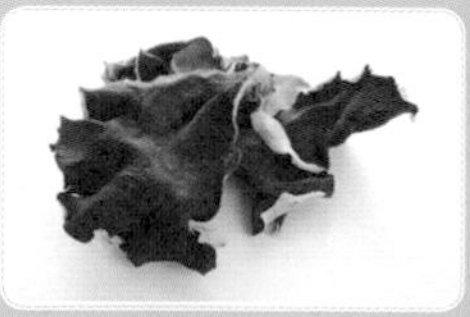

調經止血兼通便

黑木耳性味甘平，黑、白木耳均富含水溶性纖維素，能潤腸通便，所以古代常用以治療痣疾。

黑木耳可治療血病，例如女子月經不調，淋漓不斷，也就是常常月經期拖很久，滴滴答答，或是在兩次月經中出血，這時食用黑木耳就能去瘀而止血，功效如同阿膠。所以，想要養血兼可活血化瘀，黑木耳是很平民卻實用的食材呢。

黑木耳比白木耳多了化瘀之功，若有血管瘀阻的問題，平時可多吃些黑木耳做為日常保養，來活血化瘀，避免病況加重。

白木耳

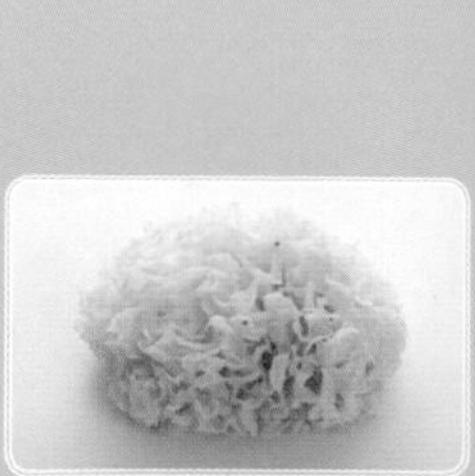

潤肺美膚不可少

黑木耳能治療婦科疾病，白木耳則是能治療肺部疾病，例如咳吐濃痰、肺部熱性疾病，可藉由白木耳入肺、清痰、退熱。

白木耳有潤肺之功，而肺主皮毛也；所以有皮膚疾病者，我建議多喝些木耳湯，有滋潤之效。久服可以改善皮膚膚質的狀況，特別是針對容易膚乾而膚癢者。

我有不少病人患有皮膚疾病，在藉由中藥治療的過程中，他們常會問我，該如何藉由食療幫助皮膚疾患早些康復？選擇白木耳吧。白木耳是很好的皮膚滋潤劑，除了有助於已受傷的組織修護，也能滋潤乾燥且敏感的肌膚，從內而外幫助皮膚保濕與修護。

南瓜・安胎補中兼驅蟲

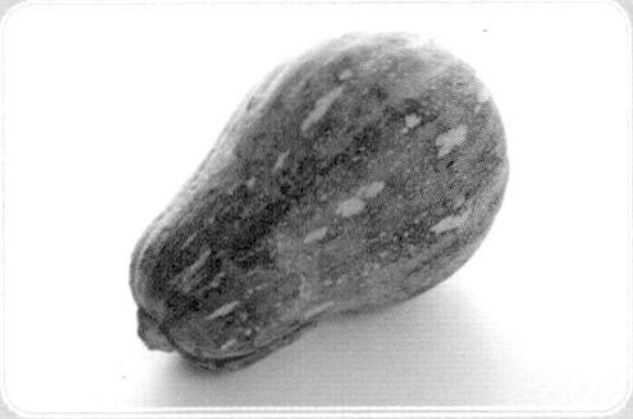

南瓜約在元朝才傳入中國，所以在記載治療功效時，多只言性味甘溫，能耐飢補中；但吃多了容易壅氣，就是吃多了不好消化，容易肚子脹滿不舒。

除了南瓜本身可食用外，其實南瓜的花，雄花部分（還沒開花前蜜蜂未能授粉，故要等盛開，蜜蜂已授粉完成後便可採摘食用；雌蕊需結果，故只取雄花部分入菜）可以採摘下來入菜的，稍裹些麵泥，油炸後酥脆可口。而葉子同樣可以洗淨撕去外層，快炒也清脆好吃。

大家都聽過瓜熟蒂落，但是南瓜熟了蒂卻不曾落過。古人就藉由自然的觀察，去推南瓜蒂可能有的功效，如此難落之蒂對於安胎應有其療效，果然臨床上有醫家用南瓜蒂入藥煎湯，來治療習慣性流產，效果當然是不錯。針對這樣的體質，不妨下次煮南瓜湯時連同南瓜蒂一同熬湯。南瓜子在以前常用來做為驅蛔蟲的藥物，現在則可用於治療前列腺肥大。

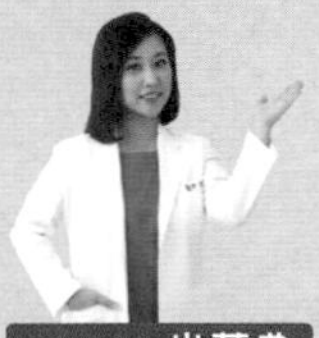

Dr.Lee 小藥典

中藥本草中除了植物的根莖葉入藥，用到種子也是非常的多，而且大多數的種子多具有補性，除了具有生發的功能，通常也具有補腎的功效。前列腺肥大是一種腎氣退化的表徵，多用些補腎以緩和退化的種子類藥材，在臨床上能改善頻尿或解尿不淨的尷尬情況。

玉米〔鬚〕‧利尿消腫兼通淋

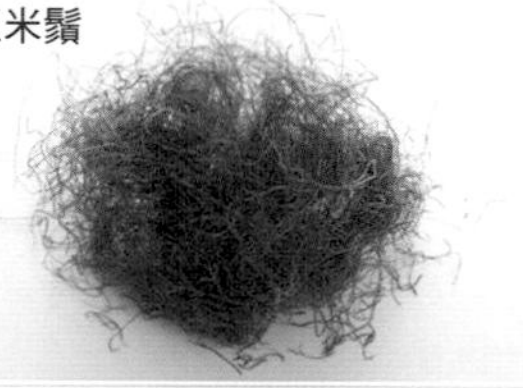
玉米鬚

三年前我到韓國考察時，發現這個民族很喜歡將具有藥性的食物加入日常的飲食中，例如喝的玉米鬚茶或吃的鍋巴飯湯。玉米鬚茶大家都知道能利尿消腫，對於小便不利或輕微的泌尿道感染造成的小便不舒，都可以用玉米鬚煮水喝。中藥本草治療中，玉米鬚還能治療尿路結石。

除了玉米鬚可入藥，玉米根或玉米葉也都能入藥。玉米本身富含VitA前身（胡蘿蔔素），若缺乏則容易造成乾眼症，且VitA也是協助維持體內上皮細胞的健康，像是眼睛的結膜和角膜、口腔的黏膜上皮、呼吸器官的黏膜上皮、消化器官的上皮組織、或泌尿道或輸卵管、輸精管等都需要VitA，才不會容易角質脆化受傷。

黃色玉米的胡蘿蔔素含量高於白色玉米，玉米本身還含有特殊的玉米黃素（Zeaxanthin），對小孩和老年人的眼睛健康有相當重要的保護功能。玉米黃素具有很好的抗氧化能力，可以吸收進入眼睛的有害光線，藉以保護視網膜的感光區域（黃斑部），有助預防老年性黃斑病變和白內障的發生。

所以家中有長輩和小孩的讀者，平常飲食中別忘了要多將黃玉米入菜，比如排骨玉米湯、玉米濃湯或玉米炒蛋，都是既美味又養身的料理呢。

銀杏・定喘止嗽療白帶

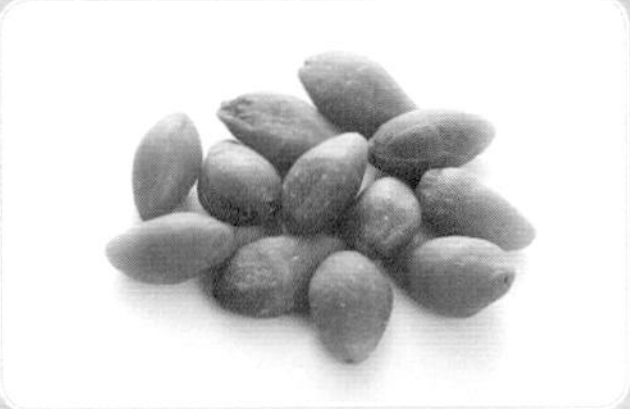

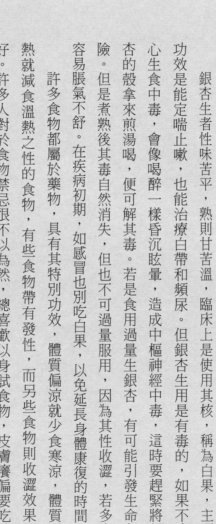

銀杏生者性味苦平，熟則甘苦澀，臨床上是使用其核，稱為白果，主要功效是能定喘止嗽，也能治療白帶和頻尿。但銀杏生用是有毒的，如果不小心生食中毒，會像喝醉一樣昏沉眩暈，造成中樞神經中毒，這時要趕緊將銀杏的殼拿來煎湯喝，便可解其毒。若是食用過量生銀杏，有可能引發生命危險。但是煮熟後其毒自然消失，但也不可過量服用，因為其性收澀，若多食容易脹氣不舒。在疾病初期，如感冒也別吃白果，以免延長身體康復的時間。

許多食物都屬於藥物，具有其特別功效，體質偏涼就少食寒涼，體質過熱就減食溫熱之性的食物，有些食物帶有發性，而另些食物則收澀效果特好。許多人對於食物禁忌很不以為然，總喜歡以身試食物，皮膚癢偏要吃芒果，感冒咳嗽還不忌冰飲，非要親身體驗之後才知所言不假。食物本身都是有個性的，所以醫食相通，了解食物個性的醫師，絕對不會輕忽食物，我本身在治療疾病時，一定會了解病人的飲食習慣和個人偏好，這在藥物治療上是很重要的。如果醫師開了解藥，可是患者自己卻一直在吃「毒藥」，兩者相合，藥性減半，怎能期望身體快速復原呢？了解自己體質，選擇合適自己的食物，再配合上藥物，兩者相加，才能加快康復的時間。

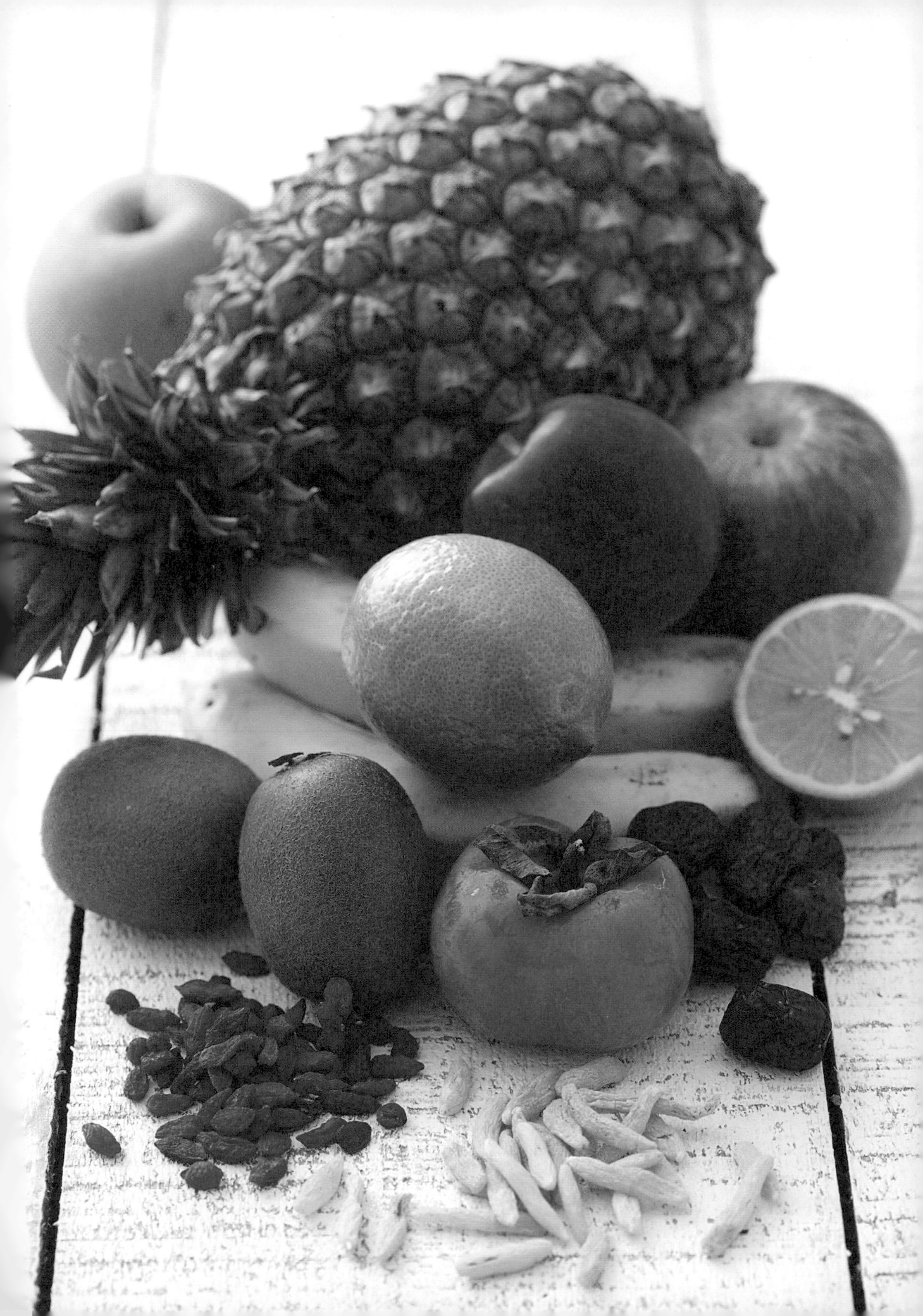

Part 3／果類

每一種食物都有自己獨特的脾氣，水果也不例外，就算是最具營養價值的水果，也不建議每天都攝取一樣的種類，久了還是會因其偏性造成身體的失衡。舉一個最常見的例子，不少人都認為奇異果的維他命 C 最高，所以每天至少吃一個奇異果，可是如果自己本身體質偏寒、容易手腳冰冷和痠痛，每天都吃偏涼性的水果，容易加重原本的不舒服，造成身體更容易痠痛。

營養學中偏重植物本身的營養成分，但卻忽略其性味，在中醫的看法中，除了選擇具有營養價值的水果外，更要選擇適合自己身體體質的水果。

除了吃當令盛產的水果外，還要注意自己當時的身體狀況，就是飲食也需配合當時的人地物；比如，女子產後或經行時，選擇葡萄、櫻桃，更勝西瓜、檸檬。而便祕、腹脹不舒時，這時柚子、香蕉，會比番石榴來得更適合。輕微尿道炎時，趕緊多喝西瓜汁，最好連同西瓜白肉都一起吃，利尿兼消炎。

讓我們一起深入了解水果的不同個性、脾氣，配合身體的狀況，食用最適合自己的水果。

蘋果・通便止瀉雙向功

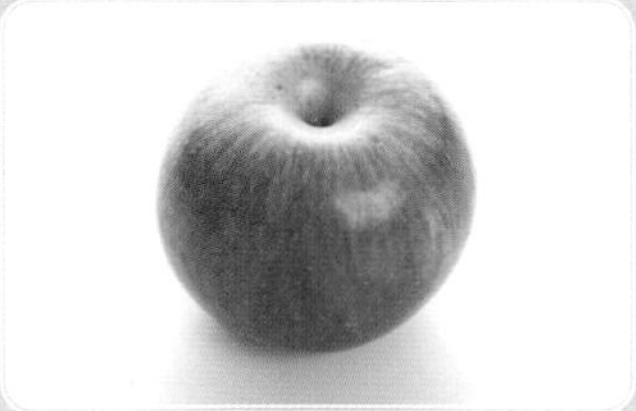

性味性平，味甘微酸。

蘋果古名頻婆，早在唐代名醫孫思邈就曾提過：「頻婆益心氣、耐飢。」以前在修練時往往不食肉穀，但會吃頻婆，久而不飢。所以，古代是為了修練，現代人則為了瘦身，兩者都是增加飽食感（不飢），而選擇一樣的食物——蘋果。

蘋果也是我很愛建議媽媽們調整小兒腸胃機能的食物，如果小兒容易便祕，就將蘋果打汁服用。但如果小孩容易腹瀉，則是吃整顆不打汁的蘋果。差別在於一加水打汁，一則為切片直接吃，但療效卻有差異；整顆吃能止瀉，打汁服用卻能幫助排便。這是蘋果特別能幫助腸胃機能做雙向的調整。

如果是小嬰兒或幼兒腸胃容易過敏腹瀉，可以在早上煮些蘋果山藥粥，能調理腸胃機能，幫助止瀉。

蘋果切片後曬乾，製成蘋果乾，平時如果胃口不好時，就將蘋果乾拿來煮水喝，也能開胃健脾。所以，西方諺語說的，「One apple a day, keep the doctor away」，還滿有道理的。

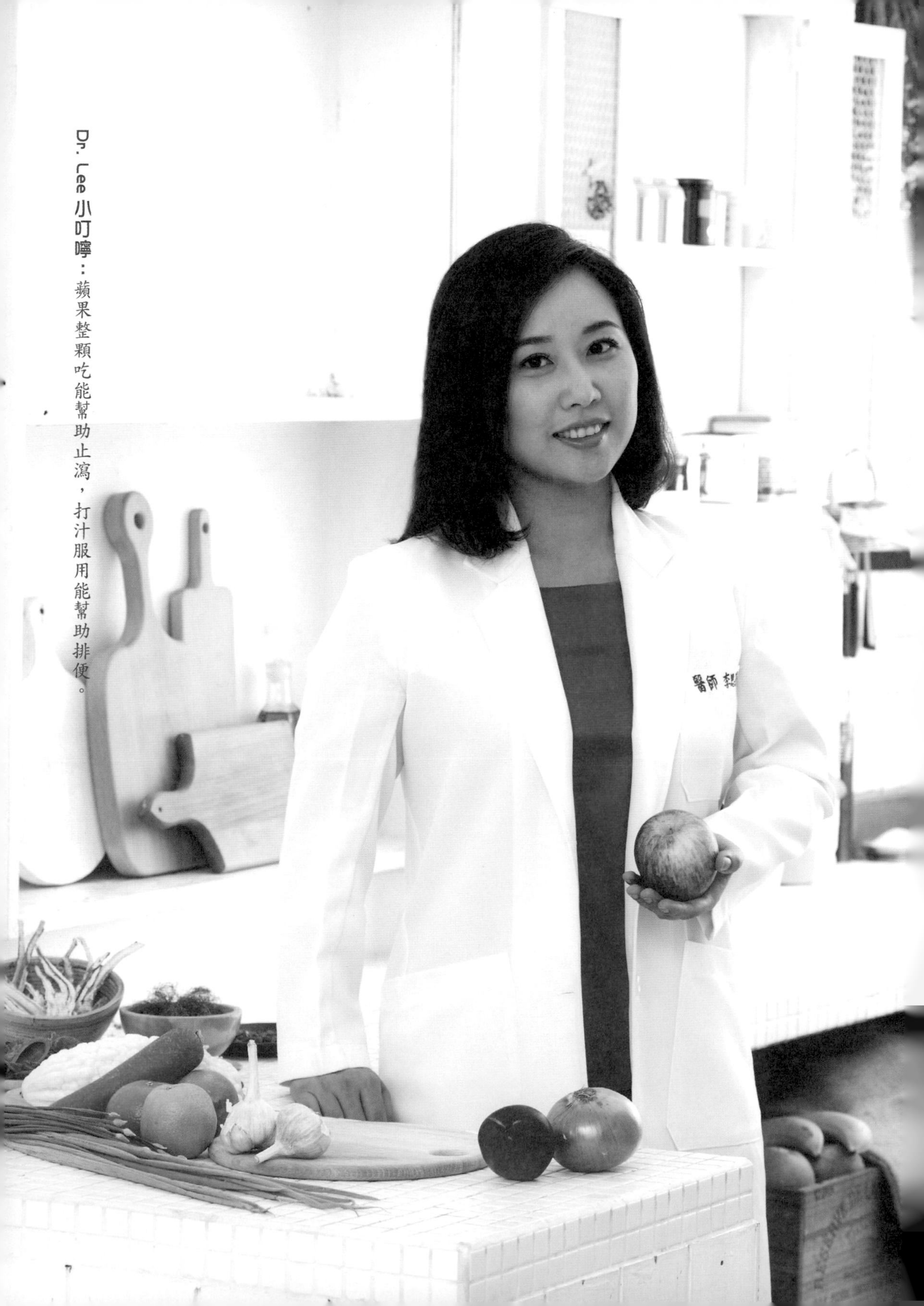

Dr. Lee小叮嚀：蘋果整顆吃能幫助止瀉，打汁服用能幫助排便。

桑椹・滋肝養腎利關節

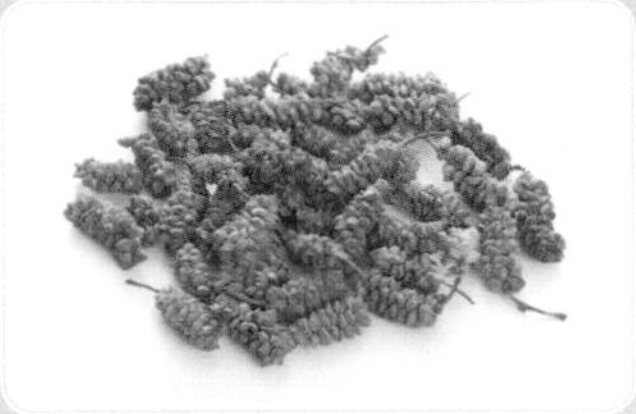

桑椹在古代有一個很特別的名字叫做「文武實」，對於關節不利（膝蓋關節屈伸不易或容易痠軟無力），或腎虛型的肝陽上亢（虛性高血壓或頭暈症狀造成的高血壓），腎水能涵肝木，但當滲水本身不足時，肝木得不到足夠的滋養，反而會出現過於燥亢的現象，例如眼睛乾澀不舒、頭暈頭痛、口乾舌燥、易怒煩躁、甚至血壓飆高等，桑椹能透過滋補肝腎之陰，而改善這些虛火上炎的現象。特別是對於老人家容易腰腳痠痛、頭重腳輕、眼睛乾澀不舒或是便祕不暢，可多吃些桑椹來滋養。

桑椹在古代本草記載單食止消渴。消渴症類似現在的糖尿病所產生的三多症狀——吃多、喝多、尿多，透過桑椹滋腎養陰，緩解消渴的症狀。

桑葉還有一個不錯的功效就是明目，常和黑芝麻搭配使用，以前的人給這兩味藥取個很美的名字，叫做「扶桑丸」，能烏髮明目。

桑枝同樣是對人體的關節骨骼有去風之效，單用能治風氣、腳氣、口渴。所以桑樹真的一身都是寶。

水梨・外敷消燙傷，內服治咳嗽

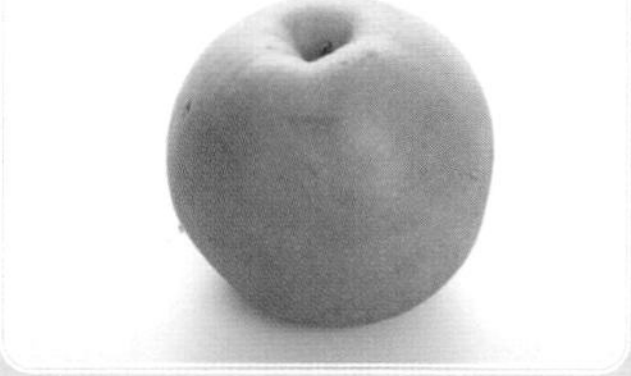

性味甘微酸寒。有潤肺、消痰、降火、止渴、解酒的功效。主治熱嗽痰喘、傷寒發熱、咳嗽音啞。

水梨能潤肺清胃、滌熱化火、消癰散結，止渴，解丹石、煙煤、膏粱、麴諸毒，主要其能清熱潤肺，對於熱性疾患或肺熱損傷能有幫助。比如，粉塵病或長期抽菸傷肺，以及食物腐敗後的熱毒，透過水梨清熱滋陰潤肺，來緩解對肺部的傷害。以生飲喝汁，又名天生甘露飲，就是強調其滋陰之功。水梨切片還能治療燙傷紅腫，並止痛。

但要注意，腸胃虛弱，容易因寒而腹瀉的人，及哺乳和產後、病後的婦女都要蒸熟食之。因水梨較寒涼容易加重腹瀉的狀況，哺乳中的婦女食用過多水梨，容易造成嬰兒拉肚子，而女性經行期間服用則容易經痛。

我曾在我的育兒書中寫道，若熱咳可用燉服水梨的方式改善，但要記住是熱咳，也就是咳嗽伴隨咽喉痛，痰少或痰黃。若是咳嗽伴隨鼻水多，或鼻水清稀，而痰多者，就不適合飲用燉水梨，當然生吃就更不行囉。

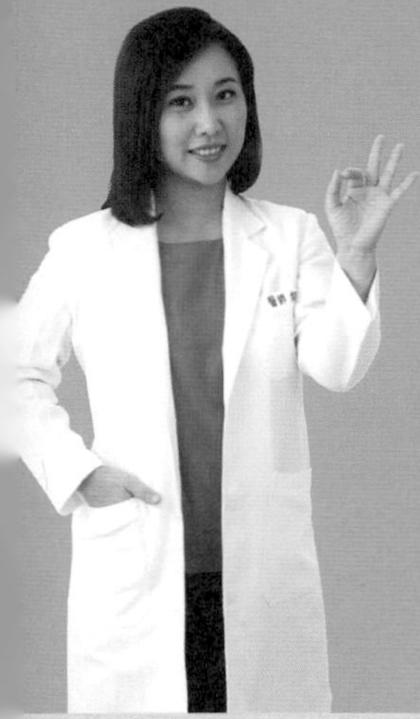

Dr. Lee 小叮嚀

水梨的性味是寒性的，不適合感冒一開始便服用，尤其是體質虛寒的人的感冒或感冒後出現怕冷的症狀。

但若是已經乾咳嗽一陣子，痰很少或幾乎是無痰的乾咳嗽，就適合冰糖煲水梨服用。因這道食療有潤喉滋陰的功效，對於已經傷陰的熱咳有治療的效果。尤其是伴隨口乾口渴的現象，這道食療也能緩解口乾的不適。

所以針對乾咳嗽的患者，或咳嗽到音啞的朋友，都能藉由這道食療緩解喉嚨的不舒感。可加上2g的川貝末，更能加強功效，改善乾咳、痰少難出的狀況。建議可以每天食用一次。

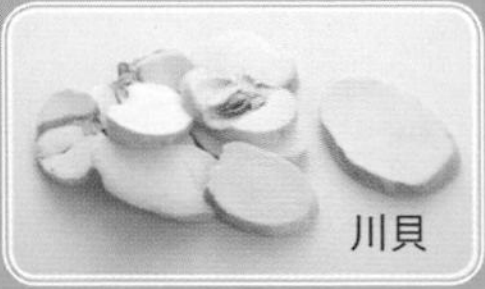
川貝

冰糖煲水梨 | 乾咳無痰食療方 |

材料：水梨1顆、冰糖5g或麥芽糖10g

作法：

1. 水梨洗淨，挖去蒂頭（不去皮），放入碗中。（圖1）
2. 碗內加入冰糖或麥芽糖。（圖2）
3. 將碗放入電鍋，外鍋放入1杯水。
4. 燉煮約20分鐘即可。

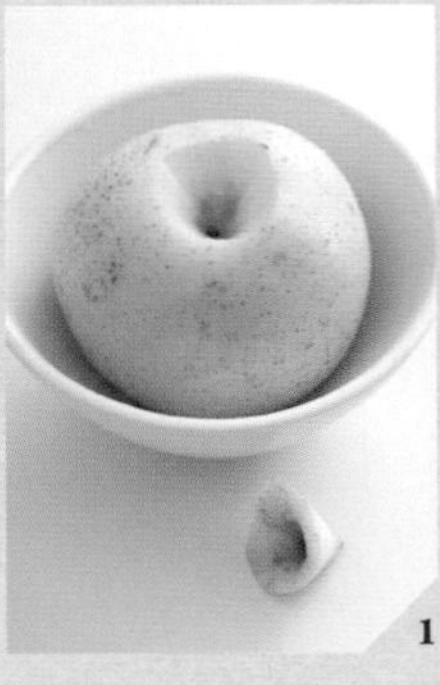
1

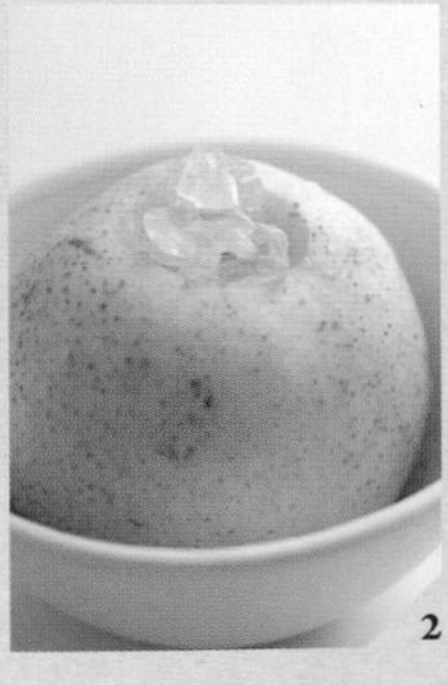
2

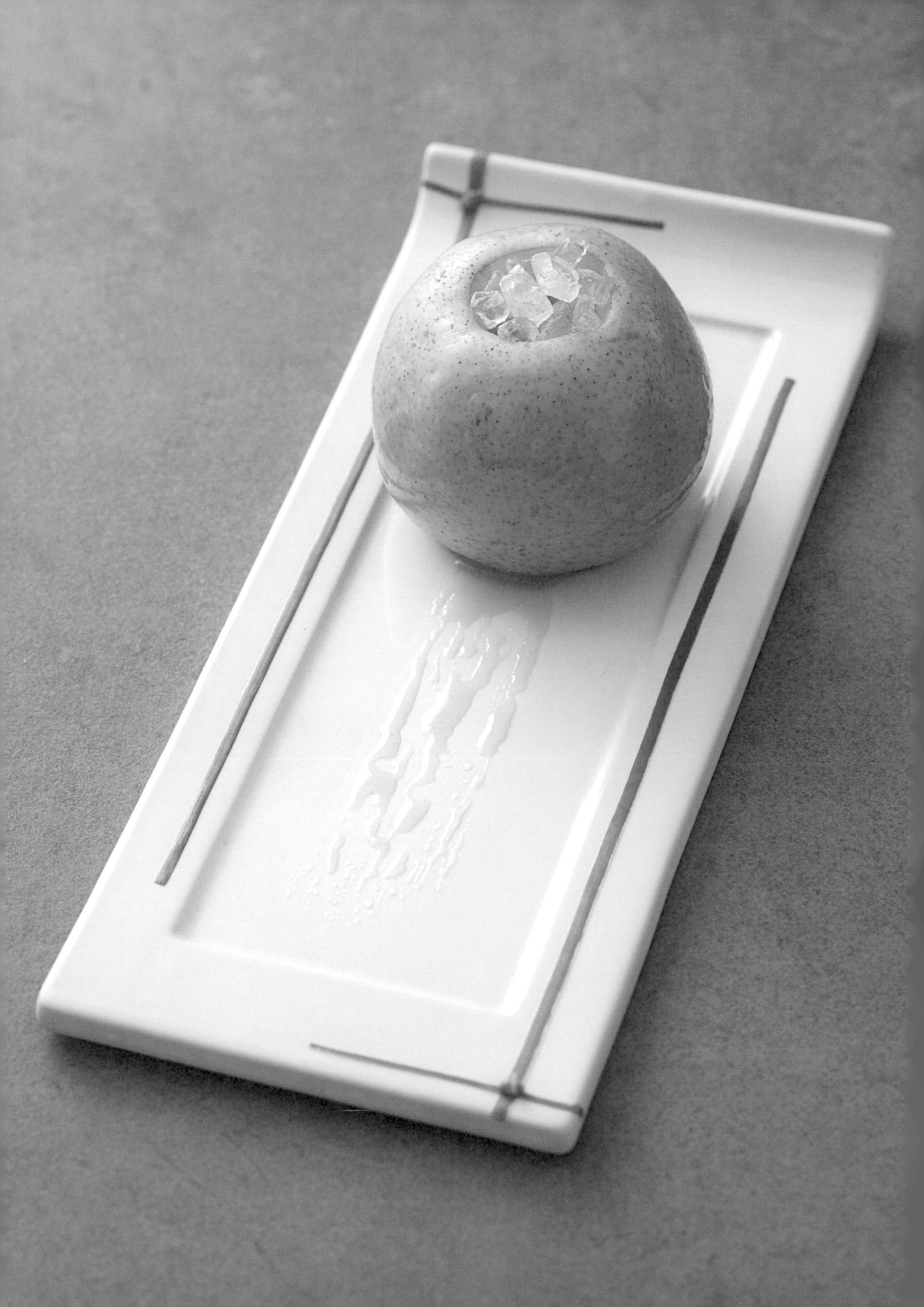

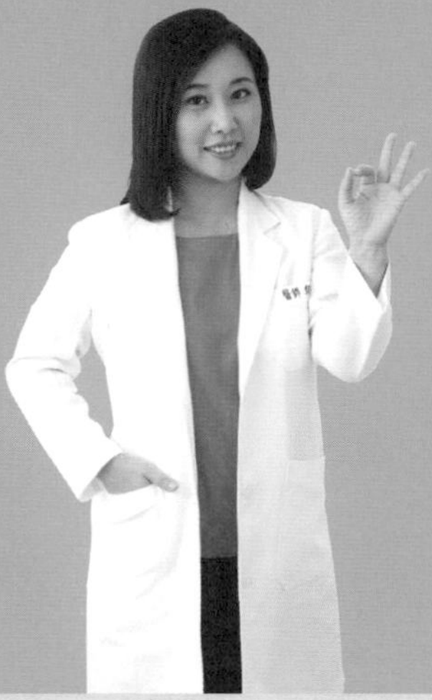

Dr. Lee 小叮嚀

生薑汁有化痰的效果，加上生薑為溫性，能中和梨的寒性。這道食療就適合感冒一開始便咳嗽者，主要是生薑有驅寒發表的功效。但是如果一開始咳嗽便咽喉痛的朋友就不合適，因生薑汁可能會過於刺激已經發炎的咽喉，反而加重咽喉痛的狀況。

許多小朋友感冒咳嗽時，很容易伴隨咳嗽、嘔吐，加入薑汁便能緩和嘔吐的症狀。咳嗽有痰或單純只有咳嗽，沒有怕熱或怕冷的情況。建議可以每天食用一次。

薑汁燉水梨｜化痰止咳可驅寒｜

材料：梨1顆（不去皮）、生薑汁3～5g

作法：

1. 水梨洗淨，挖去蒂頭（不去皮），放入碗中。
2. 碗內加入生薑汁。
3. 將碗放入電鍋，外鍋放入一杯水，燉煮約20分鐘即可。

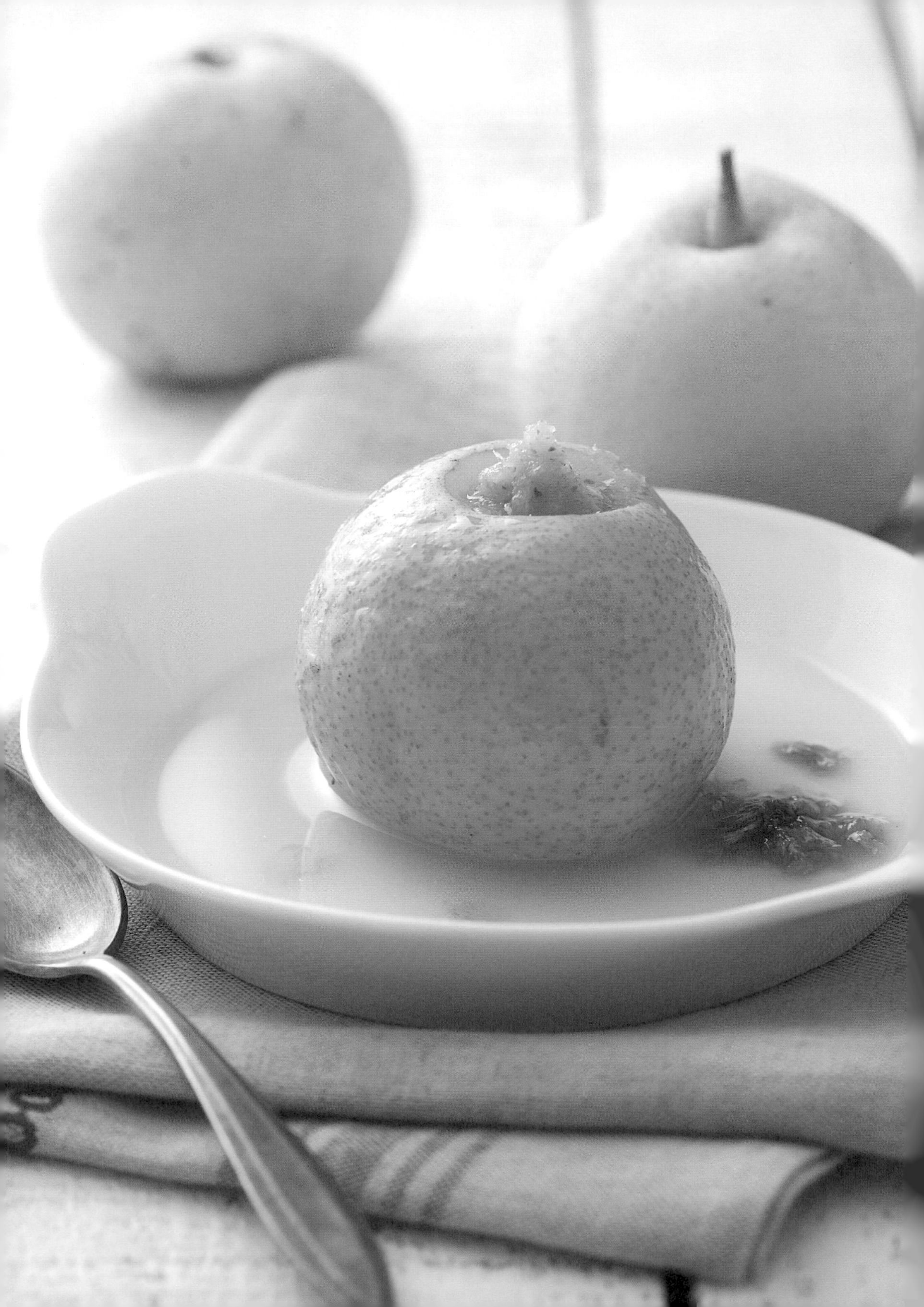

枇杷〔葉〕

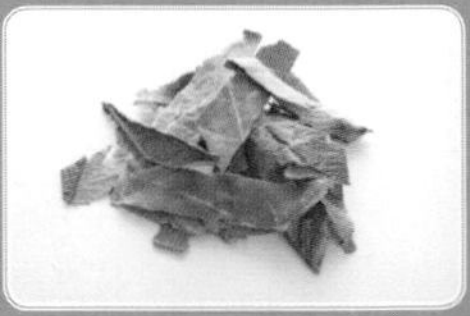

清肺和胃除痰嗽

枇杷性味性平，味苦。有清肺、和胃、除痰嗽的功效。

大家都聽過枇杷膏，也知道對於治療咳嗽好像有所幫助，但究竟是枇杷的果實有幫助？還是枇杷葉有功效？而且對於哪一種的咳嗽有所助益？且聽我娓娓道來，枇杷葉性涼味苦，藥用部分為葉子，含揮發油以及皂，能鎮定止咳；較適合支氣管炎或痰黃的熱性咳嗽。如果是寒性的咳嗽就不合適。所以臨床上可別以為咳嗽就可以喝枇杷膏，隨便亂用不僅治不好咳嗽，還可能越治越咳呢。

枇杷葉還有一個特殊功效就是可以止呃逆。所謂呃逆就是不自主的一直打嗝，感覺體內有氣上衝。因為枇杷葉有降氣之功，且能鎮定緩解痙攣。所以，下次打嗝不止時，用枇杷葉煮些水來喝，比亂吞白飯還有幫助呢！

薑汁枇杷水｜治容易打嗝或氣逆嘔酸水｜

材料：乾枇杷葉9～10g、生薑汁10g、水700cc、藥袋1個

作法：

1. 將枇杷葉洗淨放入藥袋中。
2. 加入生薑汁、水，用小火煮15分鐘。
3. 將藥袋取出，趁微溫時慢慢喝完。

蜂蜜枇杷水

—治熱咳—

材料：乾枇杷葉9～10g、蜂蜜10g、水700cc、藥袋1個

作法：

1. 將枇杷葉洗淨放入藥袋中（以免喝到枇杷葉上的細毛）。（圖1）
2. 放入水中，用小火煮15分。
3. 將藥袋取出，枇杷水放至微溫後，再加入蜂蜜拌勻，趁微溫時慢慢喝完。

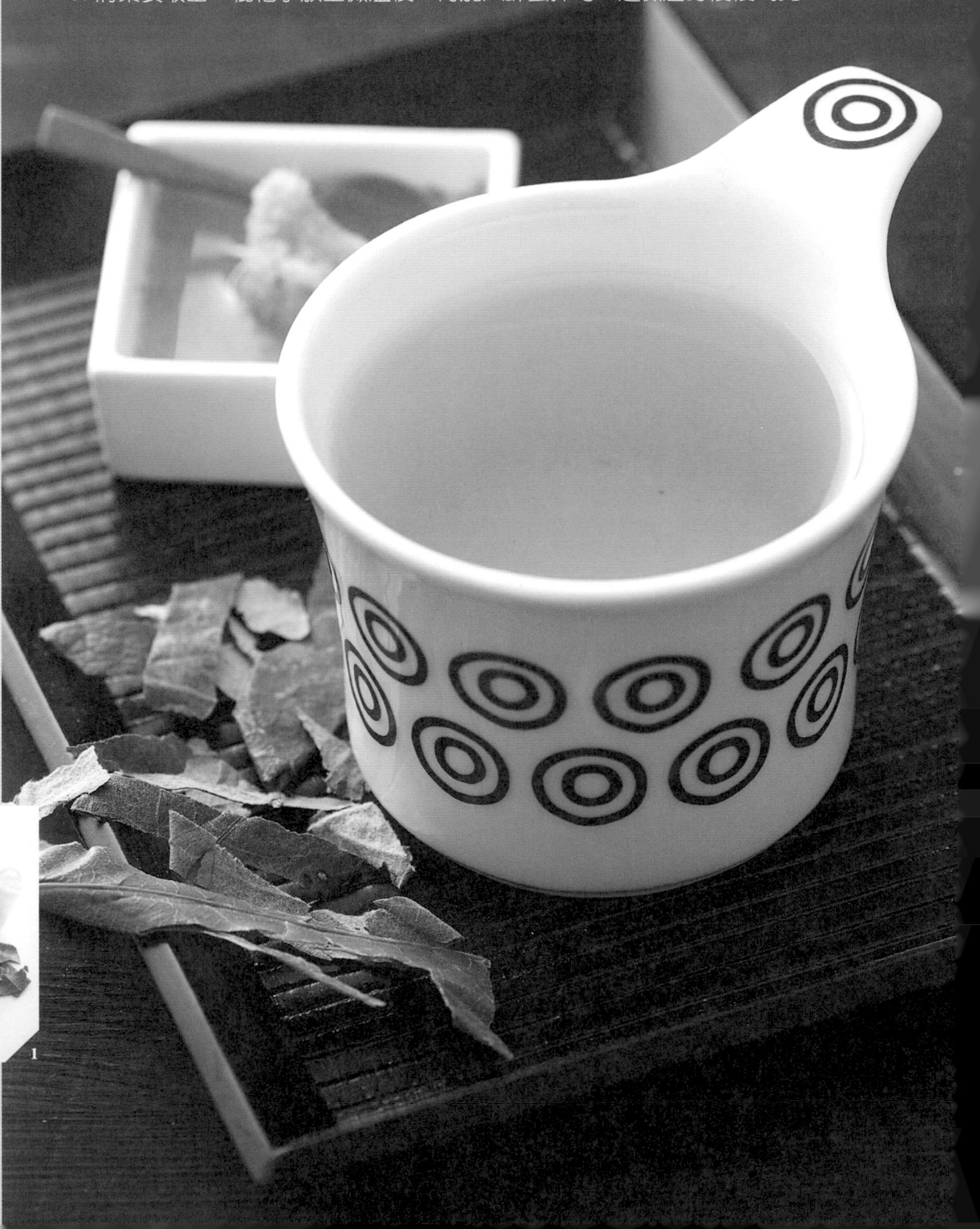

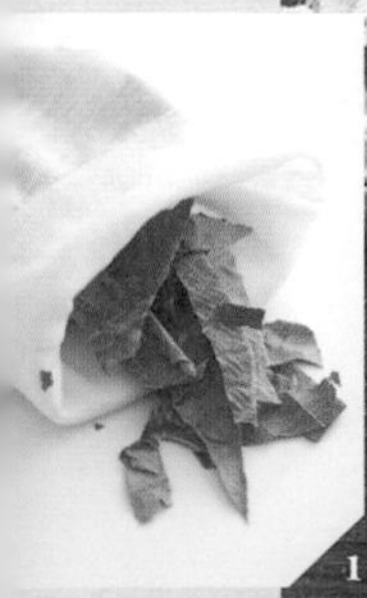

1

桃仁・行血消腫兼通便／桃花・通滯化瘀療癲狂

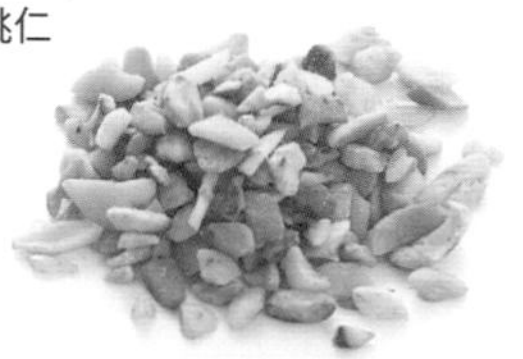
桃仁

桃子性味甘酸溫，平常入藥的為桃仁居多，而非桃子的果肉。桃子一般不可多食，尤其是有皮膚疾病的人，多食生熱會發癰瘡痼疾，就是原本有皮膚老毛病的朋友，吃太多桃子會容易誘發老毛病再犯，所以再好吃的食物還是適量就好。

桃仁則為桃子的果實，具有活血通經的功效。在臨床上非常好用，不論是閉經、痛經、跌打損傷、或是血栓塞，都可以透過桃仁和其他的藥物搭配共同使用。

桃仁性平味苦微甘。主治瘀血、血閉、癥瘕。桃仁在歷代醫家中均擅於使用這味藥，不管是體表的扭挫傷所造成的瘀腫，或是體內臟腑的腫瘤、肌瘤，都可藉由桃仁來行血、化瘀、消腫。甚至在某些精神疾病中，如躁鬱症，都可以藉由桃仁治療其病症。

在《傷寒論》就用桃核承氣湯治療傷寒外證不解，熱結膀胱，小腹脹滿，大便黑，小便利，躁渴譫語，蓄血，發熱如狂之證。

但要注意的是，孕婦忌服桃仁；加上桃仁有通便的功效，容易腹瀉，所

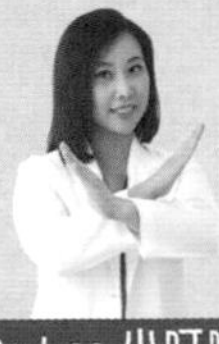

Dr.Lee 小叮嚀

桃子不可多食，易生癰節。有痤瘡、毛囊炎、疔瘡或其他皮膚疾病的人不宜常多食。且要注意，桃仁有小毒，不可過量，一定要經醫師配方後使用。

以需慎用。

另外，桃仁和杏仁一樣，都含有苦杏仁苷，對於支氣管都能鎮靜止咳，臨床上常用於治療氣喘或咳嗽疾病。但桃仁有小毒，不可過量，一定要經醫師配方後使用。

桃花本身性味苦平，能消積、利水、通便。在古代若是和神智精神有關的疾病，很常加入桃花這一味藥。

我記得小時候有段時間很流行殭屍片，茅山道士手上總拿著一把桃木劍，桃木的驅邪效果是否特別好，我沒有研究，但我知道為何桃花能治療所謂的「失心瘋」，主要是桃花能通滯化瘀，像這類屬於心智情緒障礙的疾病，往往身體的氣血循行處在瘀阻的狀態，透過活血化瘀通滯，便能療癒所謂的狂症，類似今日的「躁鬱症」。

桃花還有一個很美麗的功效，或說是讓女子美麗的功效，在《肘後備急方》中有一道藥方，說是服用後能讓人肌膚潤澤雪白，還能美得白裡透紅，其中就加入了桃花。桃子酸甜好吃，桃花賞心悅目，還能使肌膚雪白潤澤呢。

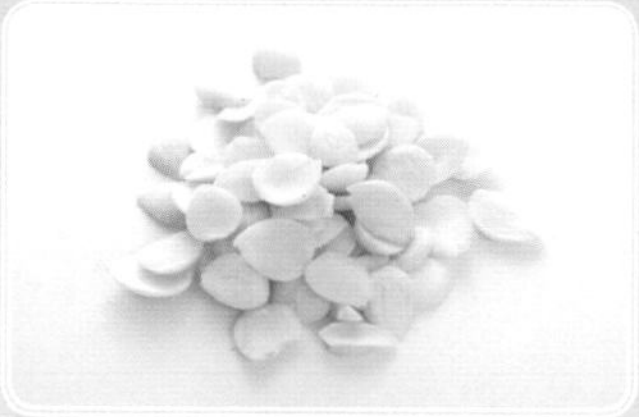

杏仁・潤肺護膚助除斑

一般市面上的杏仁其實分兩種，一種為食用，另一為藥用，兩種各有其特長，偏廢不可。南杏，即一般零嘴中常吃的甜杏仁，含豐富B_2、鈣、銅、鐵、鉀、鋅，並含單元不飽合脂肪酸、蛋白質、礦物質與維生素，能清除自由基，幫助肌膚抗氧化，並抑制黃褐斑的形成。北杏，即苦杏仁，內含「苦杏仁苷」，能對癌細胞（肺癌）產生破壞作用。《本草備要》中亦記載杏仁有潤肺解肌，通大腸氣秘的功效，以及美膚的療效。古代宮廷美顏方中，不可或缺的往往就是杏仁。

苦杏仁一次服用不可過多，若生食過量，可能發生中毒。這幾年宮廷劇大興，其中有一個片段，就是後宮中的妃子藉由生吞苦杏仁來自殺。

為何杏仁會讓人中毒呢？杏仁的毒性來自其成分中的苦杏仁苷，它在體內經酶的作用可以生成氫氰酸。而苦杏仁苷在苦杏仁的含量遠大於甜杏仁，過量食用杏仁會引起氫氰酸中毒，表現為唇舌麻感、眩暈、煩躁、心悸、頭痛、噁心、嘔吐、嚴重抑制中樞神經昏迷、呼吸急促或緩慢而不規則。不小心生食而輕微不舒者，可用大量杏樹皮或杏樹根煎劑服用，或用大量綠豆煮水服用，都有中和其毒性之效，但嚴重不舒必須趕緊送醫急救。

香蕉・排便雖佳痠痛忌

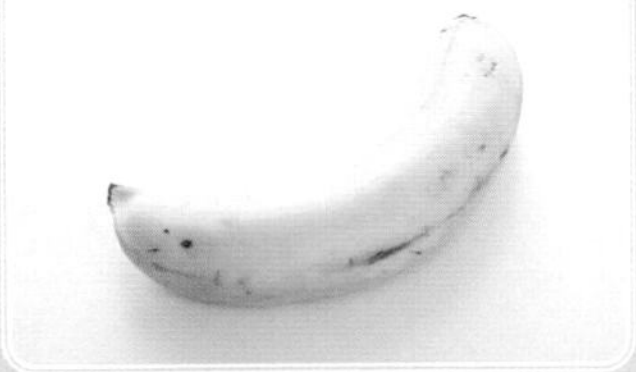

香蕉能潤腸幫助排便，是許多爸爸媽媽幫助小孩排便的利器水果。但是要提醒一下爸爸媽媽們，如果小朋友容易脹氣，就要適量攝取甜味重的水果，例如香蕉就容易增加小孩脹氣的不舒服。

筋骨容易痠痛的老人家也要少吃香蕉。如果老人家的腰膝容易痠痛無力，平日倒是可以多吃些核桃，核桃性溫補入腎經，尤其對於老人家腰腳無力或痠痛特別有幫助。

香蕉本身屬寒性水果，加上高鉀，不利於有腎臟疾病的朋友食用。若是想減少香蕉的寒性，可以考慮做成香蕉派或香蕉麵包，烤過之後除了性味改變外，更能增加香蕉的香甜之味呢。

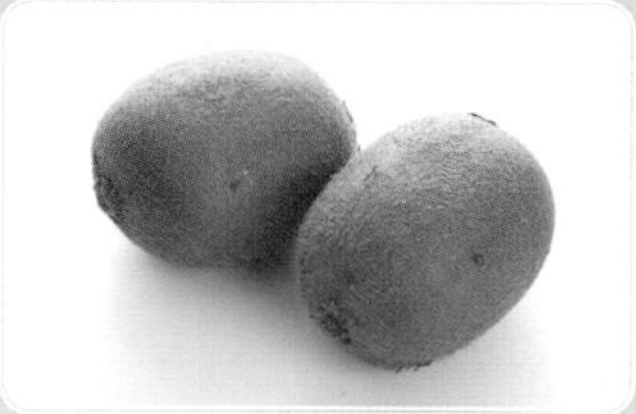

奇異果・止渴清熱兼利尿

奇異果性寒，味甘酸，入脾、胃。奇異果大家都知道是紐西蘭進口的水果，但其實奇異果早在中國古代就有栽種，當時是叫做獼猴桃。

唐代詩人岑參有首詩就提過獼猴桃：「渭上秋雨過，北風何騷騷。天晴諸山出，太白峰最高。主人東溪老，兩耳生長毫。遠近知百歲，子孫皆二毛。中庭井欄上，一架獼猴桃。石泉飯香粳，酒甕開新糟。愛此田中趣，始悟世上勞。我行有勝事，書此寄爾曹。」

可見獼猴桃在中國很早的時候就開始栽種了。《本草綱目》中也有提及獼猴桃的命名由來，因「其形如梨，其色如桃，而獼猴喜食，故有諸名。」

奇異果主治的功效為止渴、解煩熱、壓丹石（古人愛煉丹，但吃多了礦石藥，容易體內生熱，就由獼猴桃性寒來解熱）、下淋石熱壅（即尿道炎或膀胱炎，同樣取其性寒能清熱利尿），調中下氣（改善腸胃功能）。

奇異果營養成分很高，又富含膳食纖維和果膠，能幫助排便。但奇異果含鉀量不少，有腎臟疾病或肌肉痠痛的朋友可別一次吃太多。奇異果本身性寒，容易胃痛虛寒者少食，正在腹瀉者不宜食用；而正在行經或容易經痛的女性朋友也別吃太多，以免導致經行疼痛。

鳳梨・通便消脹助消化

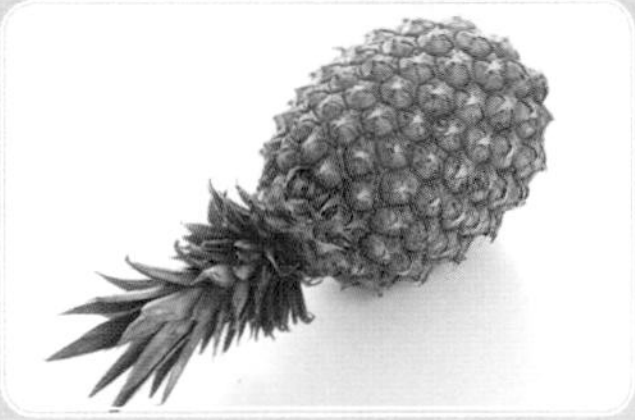

鳳梨是很幫助消化的水果，但也容易引起皮膚疾病的加重，所以有皮膚疾病，如濕疹或蕁麻疹的病患不可多食。有濕疹方面困擾的朋友，平日也要忌食冰飲，避免體內濕氣加重，濕疹會更容易擴散。

蕁麻疹是因為過敏反應所致，建議讀者在平日可做飲食紀錄，如果在某一天發作，就可以回頭看看當天和前天吃了哪些東西；一方面了解自己究竟對何種食物會過敏；這比做過敏原檢測還有幫助。但若是真的很癢，或是起疹的範圍不小，當然還是要配合中藥調理身體，效果才會更好。

針對便祕或脹氣改善，鳳梨倒是能提供不少的幫助。一般人在吃鳳梨時，會覺得澀澀或有咬舌頭的感覺，那是因為鳳梨裡的蛋白分解酵素在作祟。這種強力的蛋白分解酵素，能幫助肉類消化，對消化吸收非常有幫助，在大魚大肉後，來點鳳梨有助消化。但容易胃痛或胃潰瘍病史的患者不適合吃鳳梨，而有腎臟疾病及凝血功能差者也不能吃太多鳳梨。空腹也不可吃鳳梨，否則容易傷胃，造成胃部不舒。

番茄・加熱熟食抗氧化

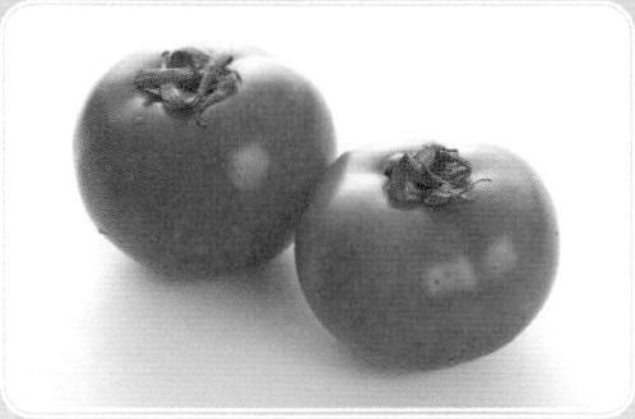

番茄性寒，味甘酸。原產地在中南美洲，一直到明末時才由葡萄牙傳入中國，所以在本草學中的記載很少。關於番茄的功效，提及最多就是清熱生津，健胃消食之功，因其能生津止渴，故能治療口渴；能健胃消食，故能改善食欲不振。

炎熱的夏季常讓人胃口不開，這時候來道涼拌番茄或是蕃茄蛋花湯，酸酸甜甜滋味最能開胃了。我小時候在夏天最常吃的，就是番茄炒蛋和番茄蛋花湯，這可都是有助小孩開胃的好料理。在西班牙或義大利鄉下的家庭中，一定都會自釀番茄醬汁，就是經過加鹽熬煮成醬的番茄，更是烹煮麵條或**pizza**所不可或缺的基本美味醬汁。

番茄究竟是要生吃好或是熟食健康呢？其實，因為不同的烹調方式能提供不同的營養成分，最好是生的也吃，熟的也吃，才不會顧此失彼。

現代的研究發現，生吃番茄能補充維生素C，番茄熟食能補充天然的抗氧化劑。加熱過的番茄會造成其中的維生素C含量減少，但奧妙的是，加熱後的番茄，其中的茄紅素和其他抗氧化劑有效成分含量卻顯著提升。番茄中的茄紅素能有助於預防心血管老化和攝護腺的問題。

其實在中醫的治療理論中，有所謂的「以形入形」，就是以植物的外在特徵決定了植物部分的治療功效。番茄和蓮藕都有中空的囊壁，所以都具有疏通的功效，但特別的是茄紅素可是要煮熟之後吃，人體才更能吸收。蓮藕則是要生吃，活血化瘀的疏通功效會較佳。同一種食物，生食或熟食，功效都會有差異。

從烹調的方式中，我倒是悟出一個道理，有時不要只從單方面思考一件事，就像是一句諺語說的「塞翁失馬，焉知非福」。

科學的研究結論大多時候都是暫時的，也就是現階段的研究成果，但隨著時間和研究方法或器材的改變，就會得到不同的研究結論。所以有時也別太過度執著於科學研究所言的結論，因為把時間拉長來看，往往會得到很不一樣的看法呢。平衡且均衡的攝取不同的營養成分，均衡且平衡的過每一天，這樣的生活態度才是最健康的。

西瓜

利尿消炎退暑氣

西瓜甘寒，又名天生白虎湯，就是強調其甘寒之性，退熱效果極佳，所以夏天食用能清暑、退熱、止渴，但多食則容易腹瀉，腸胃敏感者則也易脹氣不舒；這時可以嚼西瓜子十幾粒，就能緩解吃太多西瓜造成的脹氣。

西瓜翠衣就是西瓜皮連同白肉之處，具有清熱消炎的效果。輕微尿道炎或膀胱炎、小便脹痛不舒時，不一定得馬上吃消炎藥，可以將西瓜皮切塊，加入白茅根一同煮水，就可有消炎利尿的功效。

吃剩的半顆西瓜盅，可將瓜肉挖去，放入切細的木耳絲、豆腐、薑末、細蔥、蝦子和豬肉末混合均勻，淋上些許香油和少許鹽，連同西瓜隔水燉熟，在炎熱夏天食用，除了美味鮮甜外，小孩看到這麼可愛造型的料理，開心之餘，應該還能多吃好幾碗飯呢。

西瓜茅根茶

功效：可消炎利尿，對於輕微的尿道炎或膀胱炎有改善的功效。

材料：西瓜皮連同白肉1碗、茅根10g、水1000cc

作法：

1. 將吃完後的西瓜皮洗淨表面（不去皮），切片置旁備用。
2. 茅根洗淨放入藥袋中。
3. 將水煮開後，放入西瓜皮和茅根，小火慢滾15分，
4. 濾去西瓜皮渣和茅根，稍微放涼後飲用。

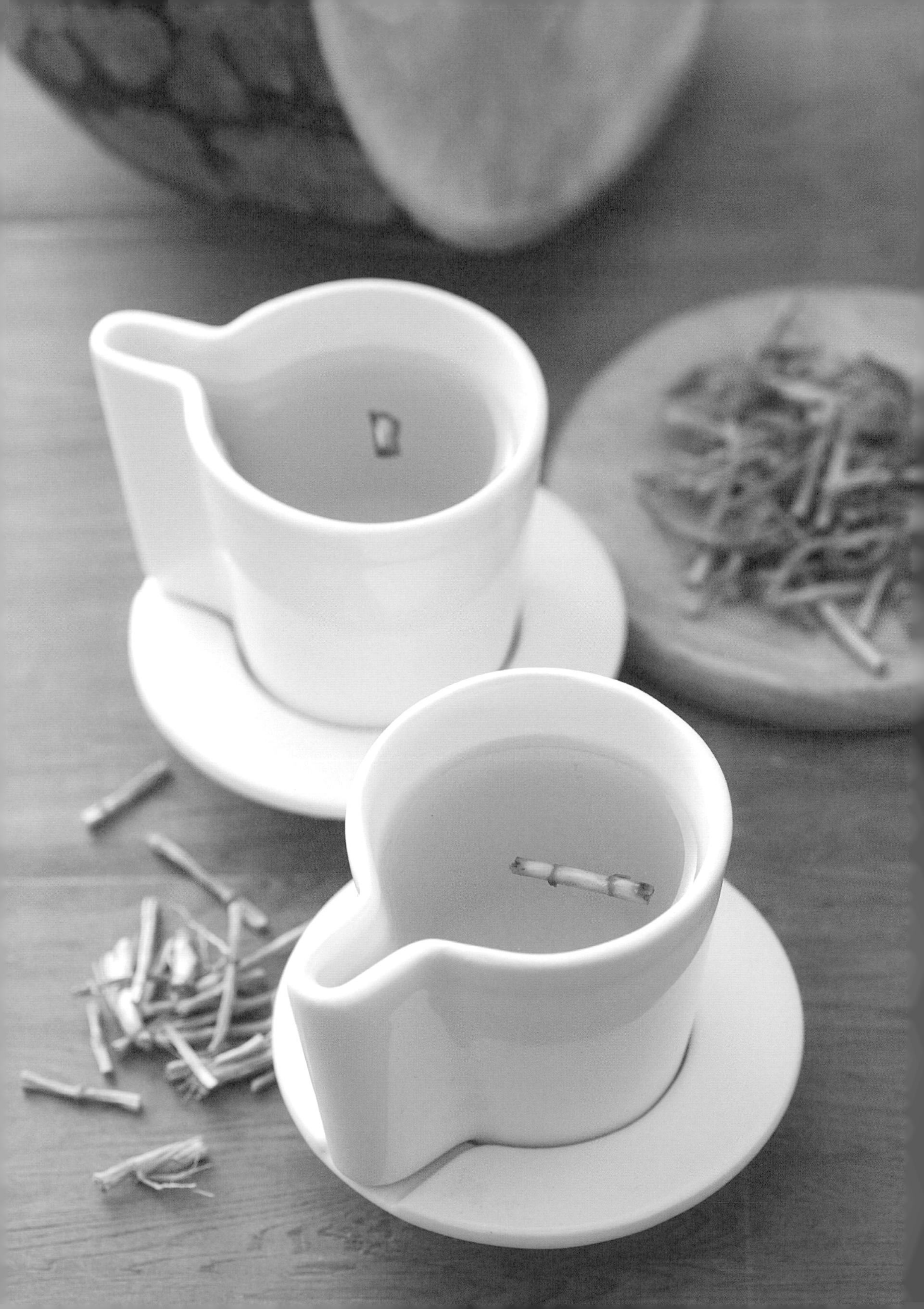

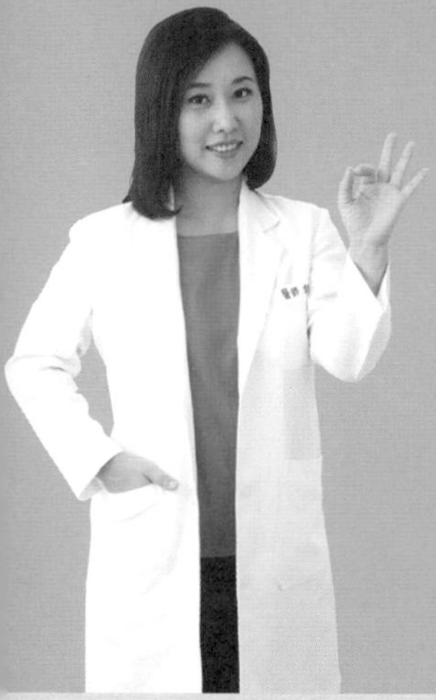

Dr. Lee 烹調小訣竅

測試料理是否全熟，可將筷子插入食材中，若能輕易穿透食材，並看到肉轉白色則表示熟了。

西瓜盅料理

材料： 半顆西瓜盅（黃色或紅色小西瓜皆可）、絞肉400g、草蝦10隻、薑3大片、蔥1支、鮮黑木耳2大片切碎、豆腐1小塊、香油1大匙、鹽1小匙、米酒少許、胡椒少許

作法：

1. 草蝦去沙腸切塊，薑切末，蔥切細。
2. 將所有食材混合均勻，放入西瓜盅內。（圖1）
3. 將西瓜盅放入盤子，外鍋放約2大碗水，大火煮開後轉中火，隔水燉煮約20～30分。注意水不可燒乾。也可用蒸籠或電鍋蒸煮。（圖2）
4. 全熟（肉轉為白色）後即可取出食用。

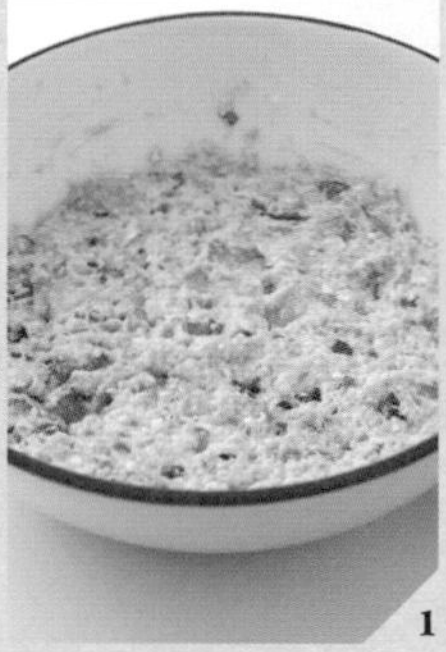

1

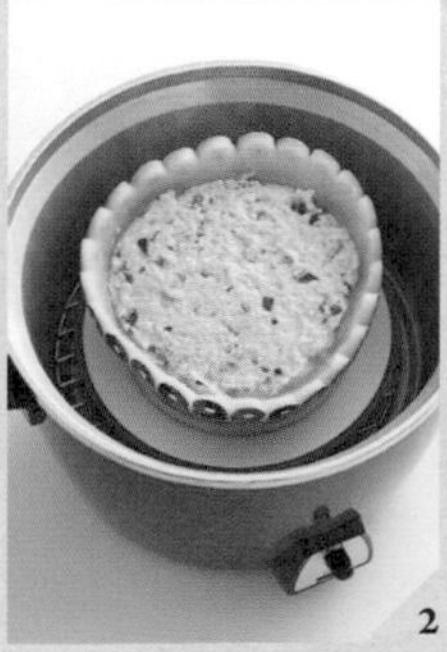

2

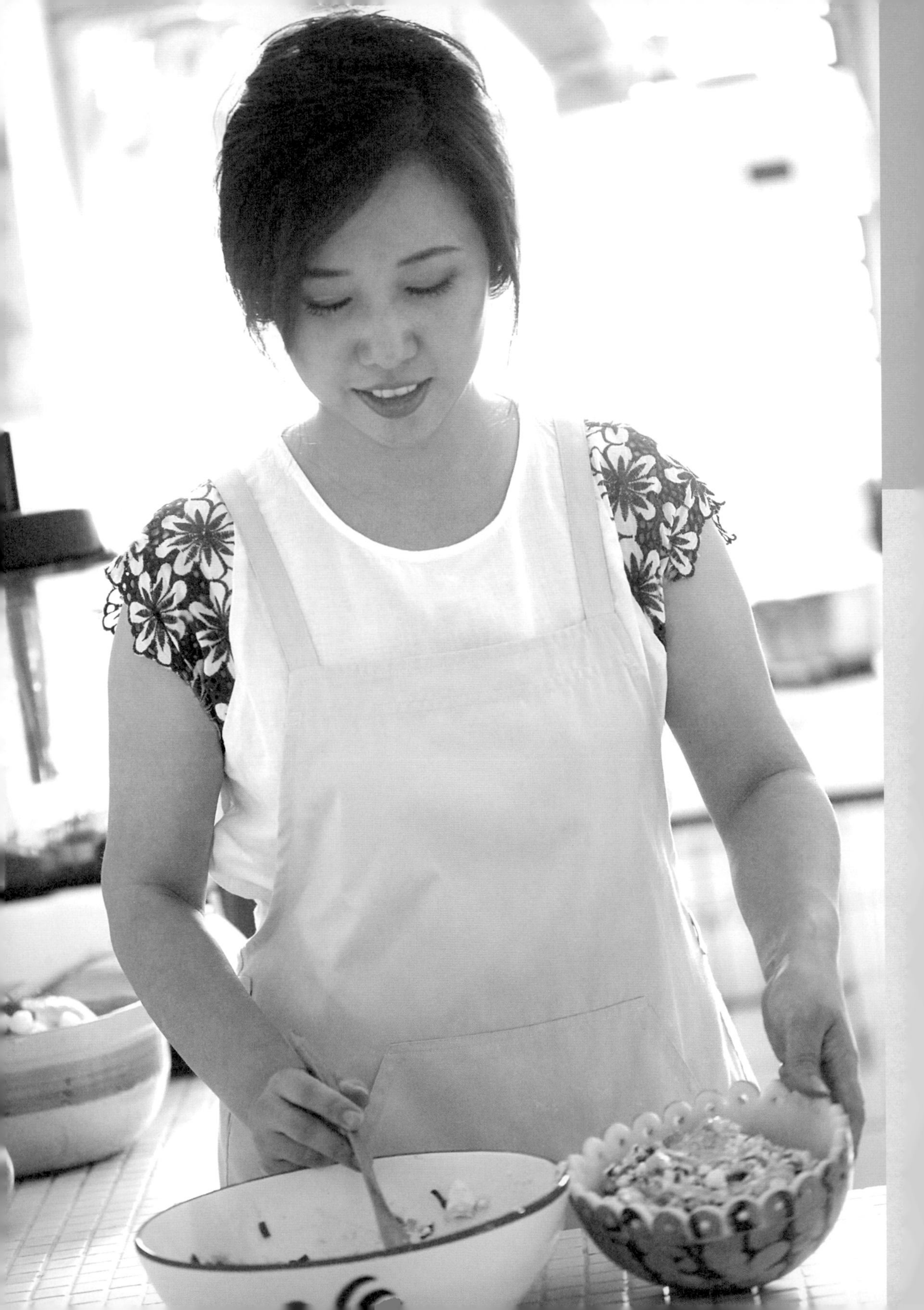

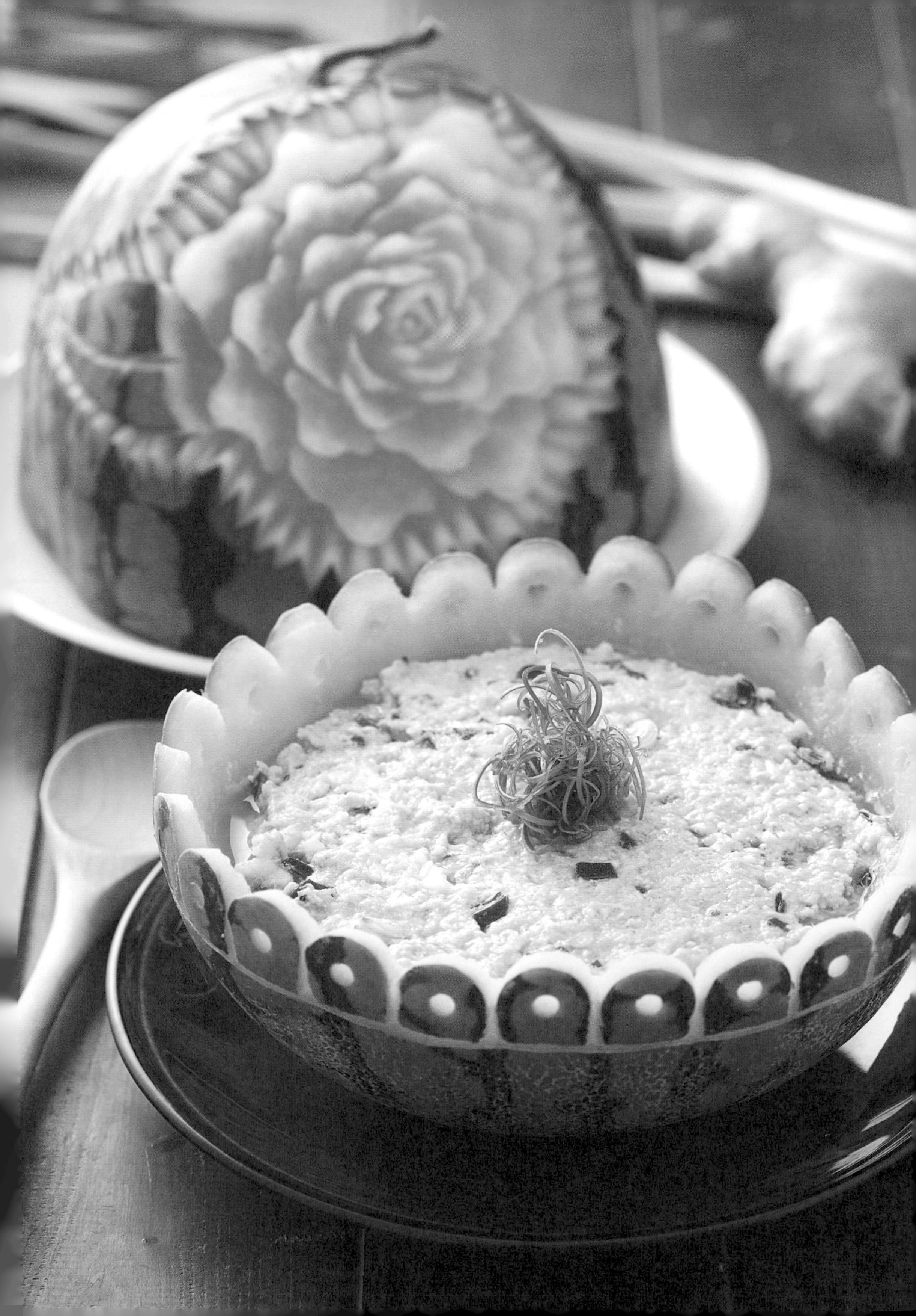

橘子〔陳皮〕・化痰止咳療疝痛

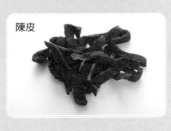

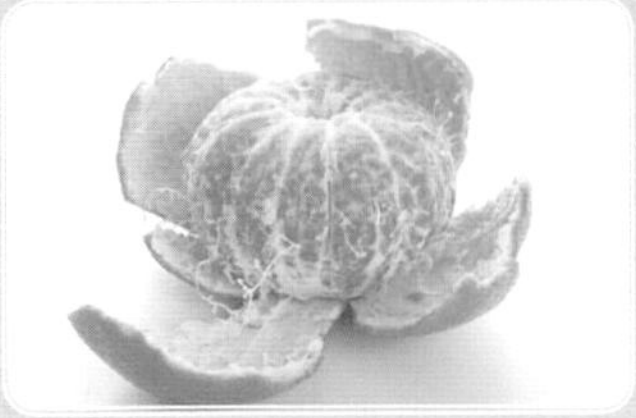

橘子一身都是寶，先來談談橘子的青少年，那時還未變黃，叫做青橘，而中醫使用部位為其皮，稱作青皮。青皮的功效是疏肝氣，解胸悶，化痰，改善疝氣造成的疼痛，功效也是挺多的，例如：改善脇肋疼痛或疝氣疼痛都可使用青皮。

橘子成熟後轉黃，其皮曬乾後就叫做陳皮。陳皮可化痰、順氣，健脾胃，也因為其味道酸甜好吃，常加在飲品中，如酸梅湯，或泡茶時加入一小片，都可以增添飲品的滋味。

橘皮剝去白色部分，則稱為橘紅，同樣可以改善咳嗽氣逆，以及化痰止嗽。橘子葉也具有藥性，可用來治療乳腺炎。橘子裡面一條條的白絲，稱為橘絡，對於支氣管炎造成的咳嗽，特別好用；在古代還被稱為「嗽血虛勞要藥」。而橘子核微炒後，和治療疝氣疼痛的藥一起使用，可改善疝氣的疼痛。所以下次吃橘子時，可別只吃肉，將皮洗淨曬乾，就成了陳皮。橘絡可以化痰止嗽。橘核也別吐掉，收集起來洗淨後，微炒乾燥放冷凍庫，就能治療疝氣痛；或搭配青皮治療脇肋痛，搭配杜仲治療腰痛。這就是自古以來中醫的治療智慧，簡單方便又貼近日常生活。

柳橙・健胃止嘔消脹氣

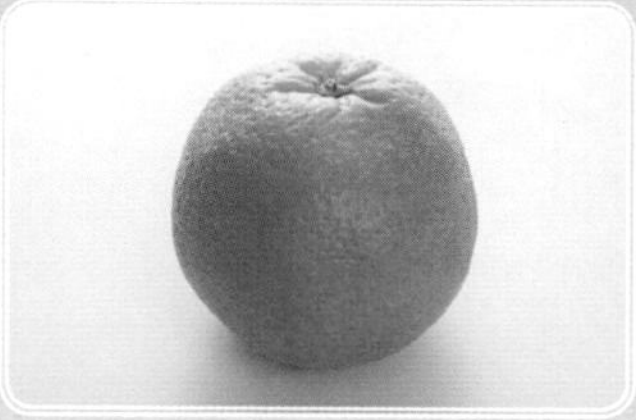

柳橙性味甘平，而藥用部位為其皮，稱為橙皮。性味辛甘，主要功效類似陳皮，可以化痰、消食、醒胃、止嘔。

新鮮的橙皮洗淨後還能製成果醬，同樣能健胃消食，最適合飯後加點溫水，來一小杯橙皮汁，幫助消化。

橙皮和檸檬皮一樣，都可以增加食物的香氣，尤其是海鮮類食物。只要將橙皮稍微切細後，撒在煮好的海鮮上便可，既可去腥又能增味。夏天時如果偶爾想吃點自製冰砂，可以在喜愛的食材中，加入一些新鮮橙皮，除了可補充天然維生素C，味道也清新多了。

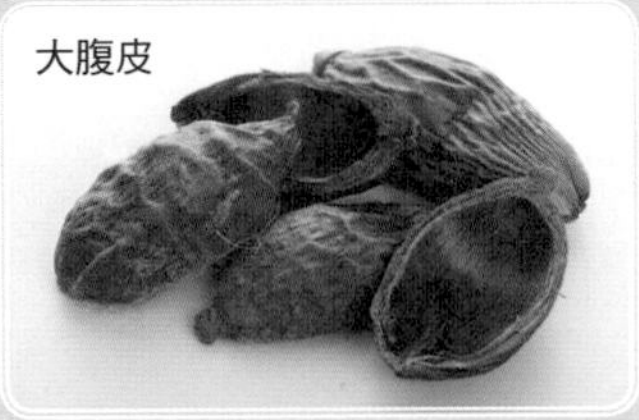
大腹皮

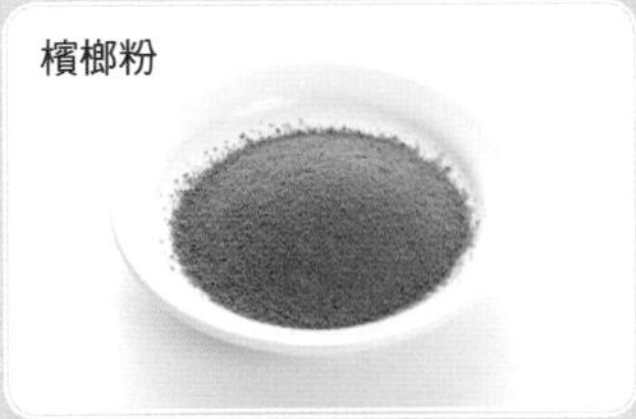
檳榔粉

檳榔・破氣行水除瘴氣

檳榔中藥粉在水藥中偶爾會用到。但檳榔攤的檳榔我倒是沒嚐過，有研究指出檳榔加上荖花會提高口腔癌風險，所以一般人對檳榔印象不好，主要是嚼檳榔會提高罹患口腔癌機率。

檳榔本身其實是具有藥性的，古時多用在消積去脹，強調其性如鐵石，能墜諸藥，引致於下，且能破氣、行水、殺蟲，以前用生檳榔殺蛔蟲。還有一方是檳榔煎水洗，可除陰蝨。要注意的是，過量服用會損真氣，就是會傷害人體的意思。古書上寫道，「自古嶺南山區多瘴氣，會以檳榔代茶，讓人醒能使醉、醉能使醒、飢能使飽、飽能使飢，然而泄臟氣（傷身），無瘴之地，忌用。」所以檳榔雖能消脹，但卻不能常用，更別說常吃了。

檳榔的乾燥果皮稱為大腹皮，又稱檳榔衣，主要功效能消除脹氣、利水消腫。檳榔衣和檳榔的差異在於，檳榔味辛苦溫性沉重，能泄有形之積滯，比如吃飯吃得太多，腸胃不消化造成的積滯。大腹皮屬辛溫性輕浮，能散無形之積滯，不是指看得見的積滯，而是只看不見的氣所造成的腸胃不舒；例如肚腹拍起來如鼓聲，砰砰砰的脹氣；故痞滿膨脹，水氣浮腫，腳氣壅逆者宜之。但氣虛或虛脹禁用，否則會越食用肚子更脹呢。

柿子・潤肺止嗽治久泄

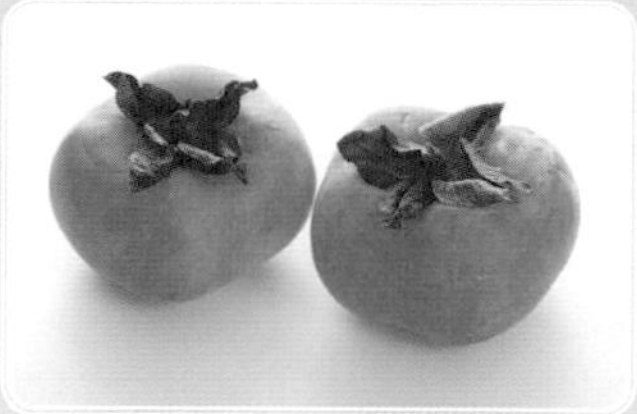

新鮮柿子性味甘寒。而曬乾的柿餅，則吸收太陽的能量，原本的寒性轉為平性。這就是藥物炮製的精華所在，藉由特殊的方式，如炒、烤、曬、洗等，進而改變原本的藥物之性，擴大使用範圍。

自古多說柿子都不能與螃蟹同食，我一直很好奇為何古人說不能同時吃這兩種食物，左思右想，思考其性味，原來螃蟹是寒性，柿子同樣是寒性，兩種同為寒性的食物若同時服用，腸胃肯定一下子不能承受，容易吃完後就直接去廁所報到了。所以吃螃蟹時最常搭配的是薑絲和紅醋，就是要藉由薑汁溫性調和螃蟹的寒性，避免吃完後腹痛或腹瀉。

柿乾性味甘平澀，能夠改善咳嗽，治療痔瘡出血，和產後的噁心反胃感。最常使用的方式，就是一顆乾柿餅加些水煮汁熱飲。若是想要更溫補些，可再加上兩、三片薑一同煮食。

柿餅因含有鞣酸，有助於收斂止血和止瀉，所以容易痔瘡出血，同時又容易腹瀉的體質，就很適合平常吃些柿餅來調理。柿餅上面常有白白的粉末，很多人在吃的時候會把這層白粉洗淨，那就可惜了「柿霜」。柿霜能清熱，特別是針對咽喉和口舌的發炎疼痛，可藉由柿霜消炎之功來止痛。

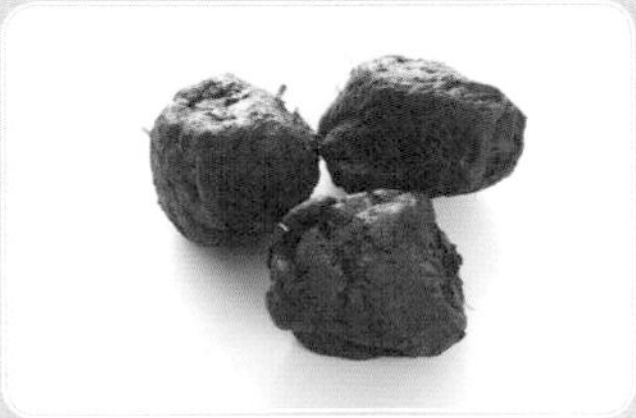

烏梅・止嘔開胃助消化

烏梅是我愛用藥物之一，除了味道特殊，治療範圍挺廣的，像是懷孕初期，許多孕婦都會噁心反胃，嚴重者照三餐吐酸水，這時我都會在藥物中加上烏梅這一味，利用烏梅之酸來柔肝氣，緩和身體的不適，通常一、兩星期之後，孕婦就會發現症狀改善許多。除了改善反胃的噁心感外，烏梅還能刺激腸胃消化，治療小孩胃口不佳的狀況。臨床上我看過許多心情焦急的父母，因為小孩吃不多，體瘦弱，氣色不佳，生長曲線總是在末段班，該買的營養品一樣都不少，小孩卻一點都不賞臉，吃一頓飯好像在打一場硬仗，追趕跑就是不肯坐下好好吃飯，或是一口飯可以含在嘴巴十幾分鐘，這時再怎麼有愛心的父母，難免心中一把火，搞得親子關係每到吃飯時都分外緊張。其實這是可以改善的，只要你用對了「方法」和「食材」。烏梅就是其中的一味解藥，解開小孩胃口不佳的藥物，透過開胃健脾的食材，好好調養小孩的腸胃，只要三個月，餵小孩吃飯就不再是恐怖的苦差事了。

但藥用的烏梅必須是沒有加糖醃製的，吃起來是酸而不甜，市面上的烏梅多加了不少糖醃製，建議要透過烏梅開脾胃，最好選擇藥用的效果才好。否則太甜的食物吃多了，反而孩子還沒開脾就先蛀牙了。

山楂・去油解膩消肉積

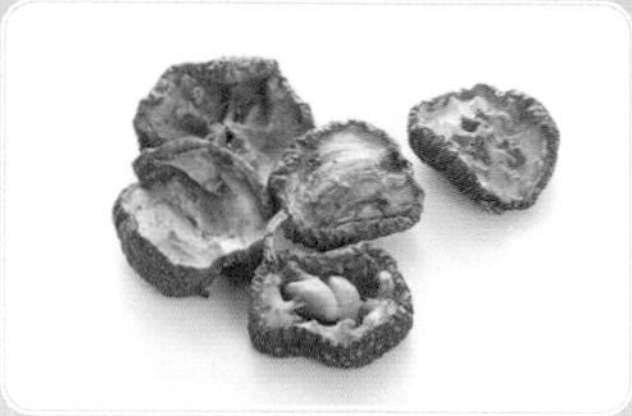

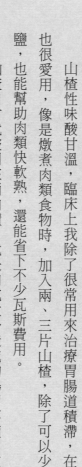

山楂性味酸甘溫，臨床上我除了很常用來治療胃腸道積滯，在廚房裡我也很愛用，像是燉煮肉類食物時，加入兩、三片山楂，除了可以少用些糖和鹽，也能幫助肉類快軟熟，還能省下不少瓦斯費用。

山楂自古就被用來消肉積，就是肉吃太多造成的腸胃不適，這時喝些山楂茶就能舒服些。現在，許多的減肥茶飲中也多使用山楂。但是食物雖好，也不能吃太多，山楂吃多了很容易造成反效果，原本要用來瘦身，吃太多反倒更容易飢餓。山楂最好是飯後食用，可以幫助消化液分泌，因為空腹吃容易刺激胃部，尤忌胃部有發炎或潰瘍者空腹食用。

山楂還有一個特別的功效，就是生產後惡露排的不順，很容易會腹痛不適，古時稱作「兒枕痛」，這時候將山楂煎服，加上些紅砂糖，便可以刺激子宮收縮，幫助惡露排出。

山楂對於高血脂同時伴隨血壓偏高的患者，也有改善的作用，主要是山楂能活血、化痰、消脂。所以可別小看食物的功效，因為許多食物中都具有藥效，有許多中藥材本身就是食材，像我就特別愛用這些同時是食材，也是藥物的食物呢。

桂圓〔龍眼肉〕・健忘增智可補血

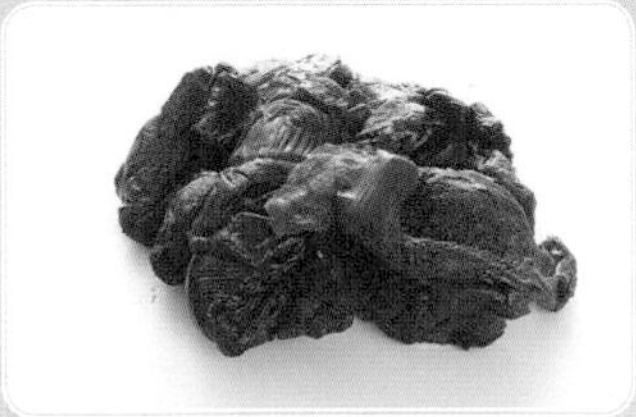

桂圓肉，性甘溫，入脾經，主要能補血養心。龍眼肉就是桂圓，其具有補性，尤以曬乾者功效更好。

但許多人吃龍眼很容易上火，想要藉此進補的朋友，可別生吃過多。教大家一個小秘訣，將曬乾的龍眼加上紅砂糖或紅糖，放入電鍋久蒸兩小時以上；蒸好後放涼，再放入冰箱，想吃的時候舀一小匙水喝，就不易上火了。記得小時候住家後面有一大棵桂圓樹，每到桂圓盛產季節，就有不少大人會在樹下用竹竿摘龍眼，小孩子則是在樹下撿拾掉落的桂圓，迫不及待撥開食用。

桂圓樹可乘涼，桂圓蜜可食用，桂圓果實則是具滋補效果，大自然賦予許多禮物給我們，在食用的同時，我珍惜與感謝。

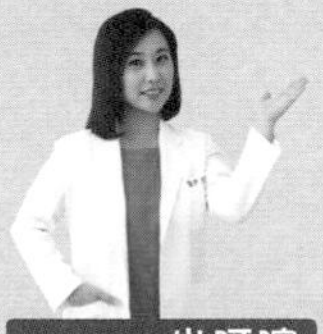

Dr.Lee小叮嚀

桂圓滋補效佳，然而在感冒未痊癒和肚子腹脹不舒時，不能吃桂圓，否則會加重原本不適的症狀。

荔枝〔殼、核〕

核治疝氣殼解暈

荔枝又名火實、丹荔，從名字中就知道吃多了會容易上火、流鼻血或牙齦腫，但同時也因具有補性，體虛或血虛之人，適量食用可兼補身體。「一騎紅塵妃子笑，無人知是荔枝來」，白居易的一首詩，描寫出楊貴妃的愛荔枝的心情。

在荔枝產季，若仔細觀看新聞，可以看到不少吃荔枝而突然血糖降太低被送至醫院的新聞；只是醫生也不曉得為何會有這樣情況發生。其實這在古書中早有記載，「多食荔枝使人醉」，描寫出荔枝若一下子過食，很容易發生頭昏眼花、昏眩無力，如醉酒一樣；解決的辦法其實很簡單，趕緊將剝除的荔枝殼收集洗淨，加水煎湯，再喝下這荔枝殼水便自然而解。下次吃荔枝時可要適量，且別把荔枝殼丟棄，它可是解藥啊。

荔枝殼還不止這個功效，許多婦女生產後，容易口渴卻不敢多喝水，古方傳下可用荔枝殼煮水，但不是新鮮荔枝拿去煮水便可，是先洗淨後曬乾，再用乾鍋小火拌炒五分鐘，盛起放涼，即可收藏在冷凍庫，需要時加水煮便可飲用。荔枝核也具有藥性，針對常發生疝氣，下腹或陰囊膨大腫痛，用荔枝殼連同橘核煎湯，平常就常常飲之，對於減緩疝氣的發生會有幫助。

枸杞〔種子、葉、根〕• 性冷感的救星

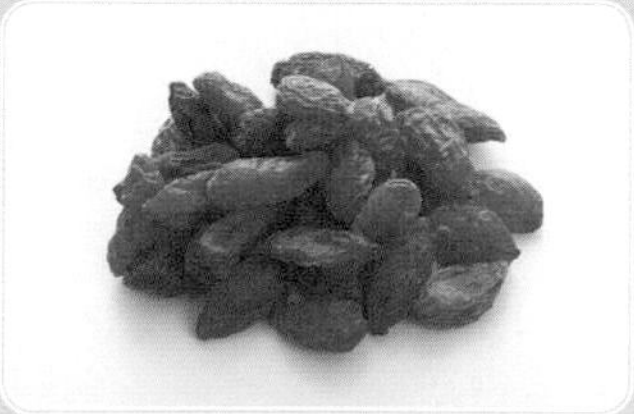

枸杞性味甘平，能滋腎、養精、明目。

枸杞的根名地骨皮，我常用來治療更年期的性冷感和潮熱，就是因為其具有甘寒清熱，且兼能補腎滋水之效。

枸杞的葉名天精草，同樣具有涼性，故能清熱止渴，夏天時可用枸杞葉來煎煮代茶喝，味道還不錯呢。

我常和大家分享，想懷孕的夫婦一定要多吃枸杞，不是只有太太要吃噢，先生也要一起吃，而且請記得吃太太雙倍的份量。但是如果是相隔兩地，就別讓先生繼續吃枸杞了。在古書上也特別記載了「出家在外，勿食枸杞」，不是指枸杞不好，而是吃多了腎精充足、陽氣太旺，可是會非常「想念」老婆的。這句話的言外之音，大家應該都懂吧。

麥門冬・保濕嫩白悅顏色

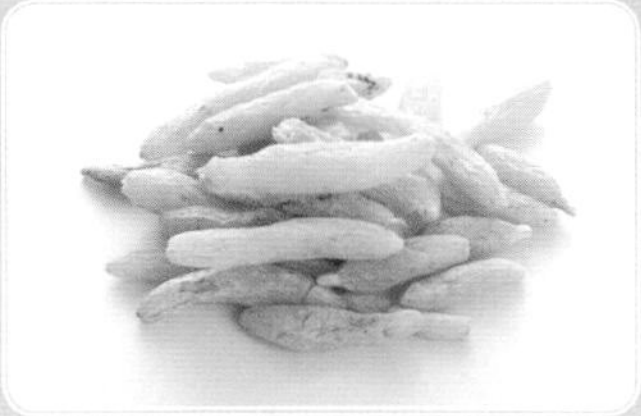

甘微苦寒的麥門冬是我的愛用藥之一，主要是其滋陰生水的功能，對於陰虛火炎而出現口渴、口乾、怕熱，甚至影響肌膚的狀況，還有針對哺乳女性乳汁不夠的情況，我通常都會加入麥門冬這味藥。

有一道名方生脈飲，就是運用麥門冬滋陰補肺的功效，來改善脈短或容易喘氣，例如一爬樓梯或跑步就氣喘呼呼的狀況。

麥門冬能滋養肺金、兼補身體的陰液，對於維持身體的保濕就非常的重要。賈寶玉說女人是水做的，除了形容女子柔美之樣，另一方面從生理學來看只有肌膚內水足了，女人才會夠「水」、夠美，透過麥門冬來悅顏色，所謂的悅顏色便是提升肌膚的保水度，自然能使肌膚變得明亮潤澤，水噹噹。

紅棗・補脾益氣保肝品

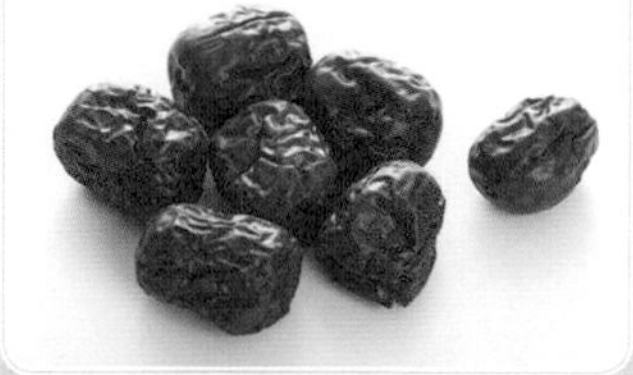

紅棗大家應該都不陌生，婆婆媽媽在燉雞湯時都愛加上紅棗來增味，而懷孕和產後的料理，也常加入紅棗；產後要喝的養肝茶，其實就是加入紅棗的茶飲。

究竟紅棗和肝臟或養肝有何關聯呢？我們先來看看紅棗的功效，紅棗性味甘溫，入脾經血分，能滋脾養血，補脾益氣，能和百藥，故方劑中多加入紅棗。

而現代的藥物學研究中也發現，紅棗含有三萜類化合物，可以抑制肝炎病毒的活性。此外，紅棗還能提高體內單核吞噬細胞系統的吞噬功能，有保護肝臟、增強免疫力的作用。

一些慢性肝病患者的體內蛋白相對偏低，而紅棗富含氨基酸，它們有利於蛋白質的合成。所以，紅棗是一味很好的養肝護肝食物，且加上紅棗能健脾養血，產後能兼具補血之效，不僅產後喝可養肝，平常也可常喝紅棗茶，來好好照顧「心肝寶貝」。

甘蔗・滋陰養胃復脈湯

鮮甘蔗性味甘涼，飲用新鮮甘蔗汁能清熱解酒。韓劇中常用蜂蜜解宿醉，其實懂食物療效的，用甘蔗汁解宿醉效果更好。

甘蔗汁還能治療反胃，但必須加入生薑汁效果才會明顯。這就是藥物配伍的功效，透過不同的搭配法，讓其功效達到一加一大於二。

新鮮的甘蔗汁能清熱，古有詩記載：「飽食不須愁內熱，大官還有蔗漿寒。」此為王維「詠櫻桃」詩中所寫，櫻桃性熱，多食則生內熱，擔心吃多了上火，那就來杯新鮮甘蔗汁吧。

一物解一物，了解食物的功效，一方面不會亂吃導致身體失衡，再方面可以照顧家人，如果不小心失了衡，趕緊再用其他食物來幫助導正，這就是學習食物藥效的精神所在。

溫煮的甘蔗汁有養胃滋陰的功效，適合體力勞動或運動後大出汗，補充流失的水分；也適合在腸胃疾患，大吐瀉後滋養身體津液，以及大出血後的身體修護，比如產後容易煩渴、心悸，這時候利用甘蔗汁溫煮，趁熱飲用，一方面可以補充體力，再方面甘蔗汁能滋陰清熱。

甘蔗提煉出的黑糖，更是產後必用，因性溫補，且能活血止痛。

我自己則在坐月子時，特別愛在早餐燉煮雜糧粥品時加入黑糖，除了增加甜味外，我看重的是黑糖具有活血清惡露的功效，加上甘能緩之，能緩解子宮收縮的疼痛。因為自己懂得這些藥物和食物的功效，產後的疼痛我不靠止痛藥，而是藉由食物和中藥來改善疼痛，兼可養身，一舉多得。

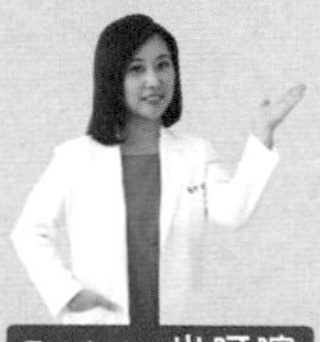

Dr.Lee 小叮嚀

甘蔗汁除了能解宿醉，若加入生薑汁還能治療反胃喔。透過不同的搭配法，讓其功效達到一加一大於二，這就是藥物配伍的功效。

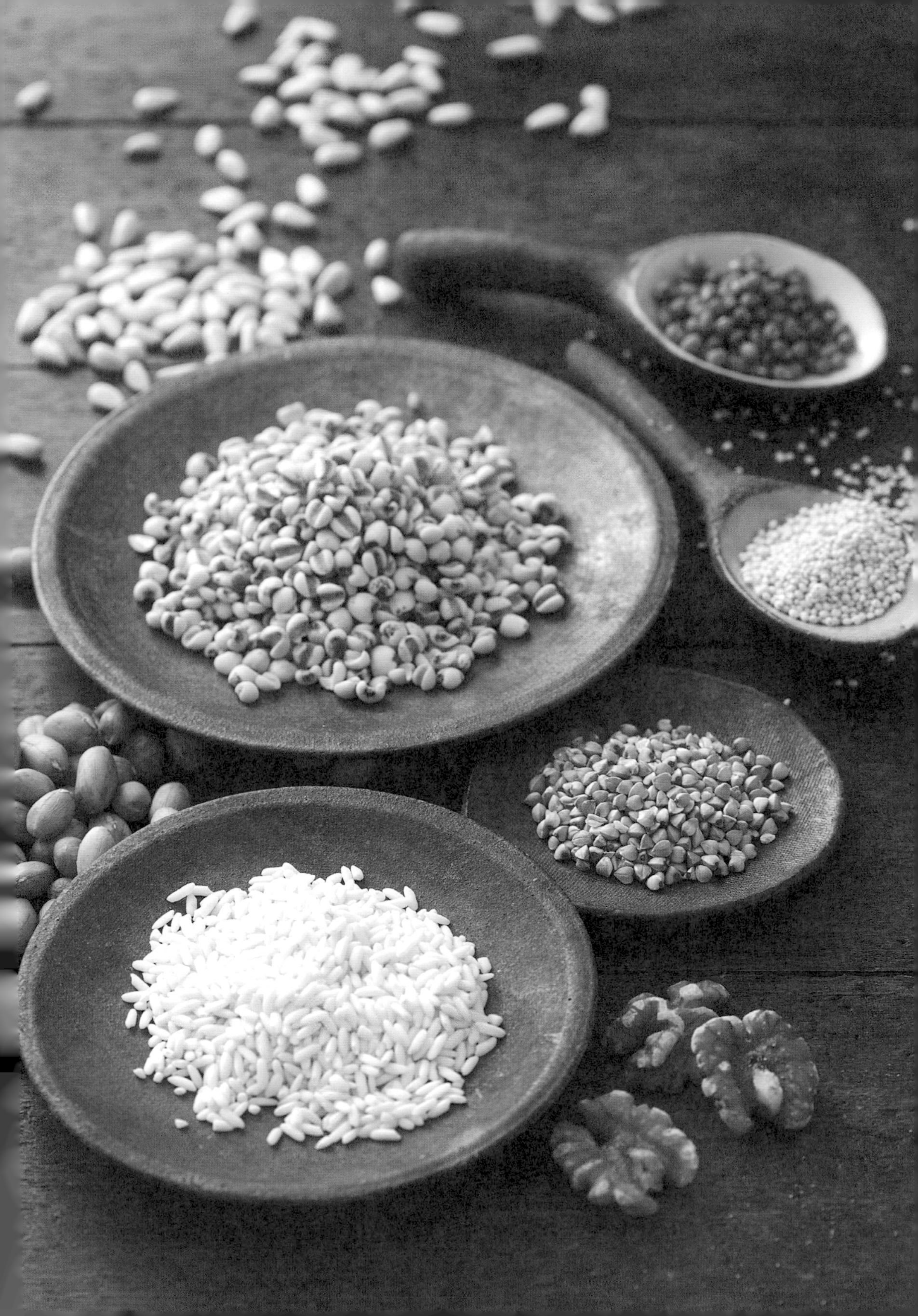

Part 4

五穀雜糧

五穀雜糧是每天不可少的食物，所謂「五穀為養、五果為助、毒藥攻邪」，說的就是人活得好，需食用五穀雜糧，透過水果幫助補充營養，如果生病了，則需要藥物的偏性來導正身體的邪氣。

若是失衡的飲食，則容易造成疾病的發生，像是為了減重不吃五穀、澱粉類食物，只吃水果或肉類，短期雖減了體重，長期卻容易失了健康；比如，只吃水果，長期容易寒胃，引發胃部疾病；只吃肉類，長期下來腎臟和腸道都容易出問題。

最平和的食物就是五穀雜糧，很多人問我哪一種食物適合每天吃，大概也只有五穀雜糧每天吃對腸胃最合適了。加上五穀雜糧中還有不少具備特殊功效，如黑豆可解毒、花生皮可止血、白米和蕎麥都有止瀉的功效，小小的穀物可是蘊藏許多智慧在其中。

粟米・小米除熱止鼻血

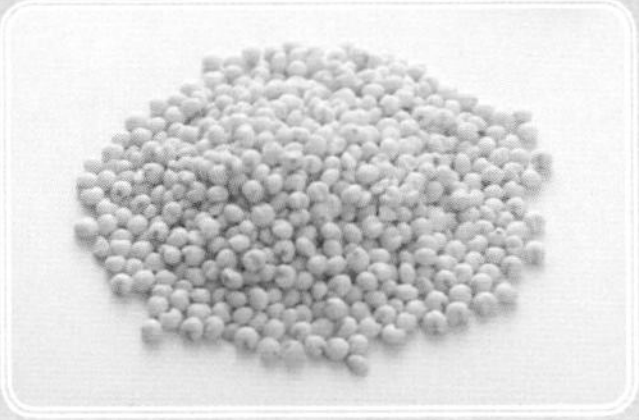

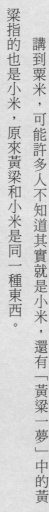

講到粟米，可能許多人不知道其實就是小米，還有「黃粱一夢」中的黃粱指的也是小米，原來黃粱和小米是同一種東西。

稻米性涼，糯米性溫，小米性亦涼，特別具有除內熱之效。如果小孩很容易流鼻血，平常多喝些小米粥，改善體內的熱象，自然而然就能減少流鼻血的次數。

我很喜愛中醫的文化，其中很重要的一點就是，中醫的治療精髓是離不開日常的生活，自古以來就是深植在我們的柴米油鹽與醬醋茶之中，具有藥性的不是只有深山中的藥草，我們每日吃到的與看到的，其實都具有大小不等的藥性。

很多人不認為某些食物吃多了或吃偏了，有什麼大不了，但深入了解後，才發現原來每種食物都有其特殊屬性，治療之道就在於藉由食物的特殊偏性，改善導正失去平衡的身體，熱者寒之，寒者熱之，健康之道就在於如何回到平衡之中，飲食與治療的道理亦在其中。

稻米・米粥最能和胃氣／鍋巴・開胃化食黃金粉

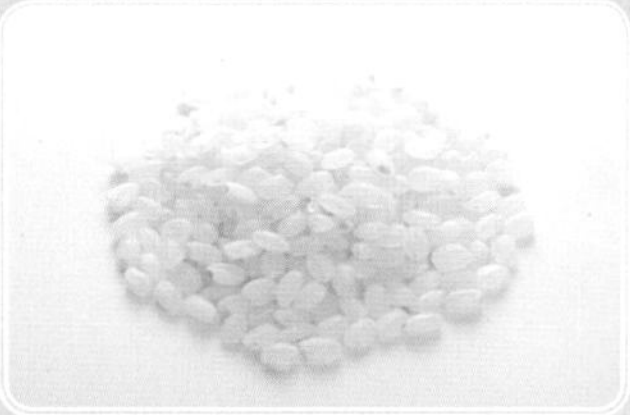

白米性味甘涼，能和胃氣，利濕氣。米粥具清熱利濕效果，有助於處理腸道濁氣，可治療輕微拉肚子，對於幼兒、老人來說，是較合適的主食。

針對容易脹氣、消化不良、或平時吃不下飯、食欲不好的小朋友，爸媽在準備晚餐時，偶爾可以考慮用鍋粑做成日式小飯糰給小朋友吃，這道食材兼具開胃、化食、消脹的功效。

可別小看這小小鍋粑，可是具有消滯、開胃的功效，尤其針對食欲未開的小孩子，偶爾吃個鍋粑飯，一段時間後，你就會發現小孩很容易喊肚子餓呢。

若孩子對單純的白米鍋粑飯興趣不高，可加入調味食材稍加變化；比如烏梅可促進消化液分泌，或視個人口味，加入有酸甜味的梅粉、日式醬油，或海苔、芝麻粉末等一起乾煎，增加風味。

米飯乾煎成鍋巴，有開胃化食之效；用鍋巴煮湯，也同樣有開胃消食的效果。比如傳統的韓定食，最後往往會出現一道「鍋粑湯」，就在於鍋粑可幫助飽餐一頓後的腸胃消化。

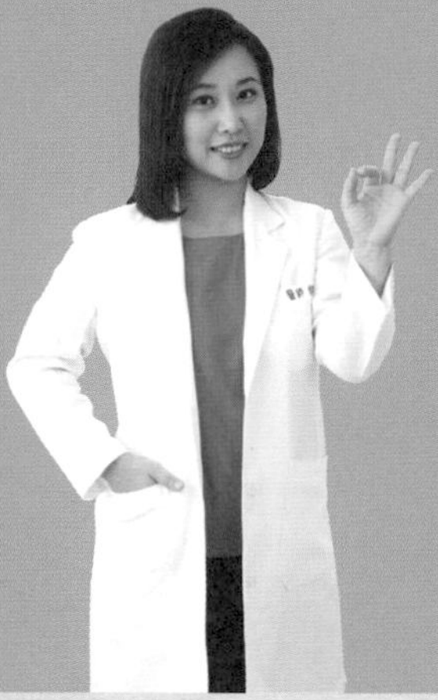

Dr.Lee 烹調小訣竅

家中如果有喜好甜味的幼兒，可加入烏梅、梅粉一起煎。

鍋粑飯糰

材料： 白米飯（隔夜飯尤佳）、烏梅、梅粉、海苔、芝麻粒等調味食材（可隨個人喜好選用）

作法：

1. 將白飯壓平呈三角形狀，放到鍋內乾煎至棕色。（圖1）
2. 抹一層日式醬油（或海苔醬），再灑一些芝麻粒。（圖2）

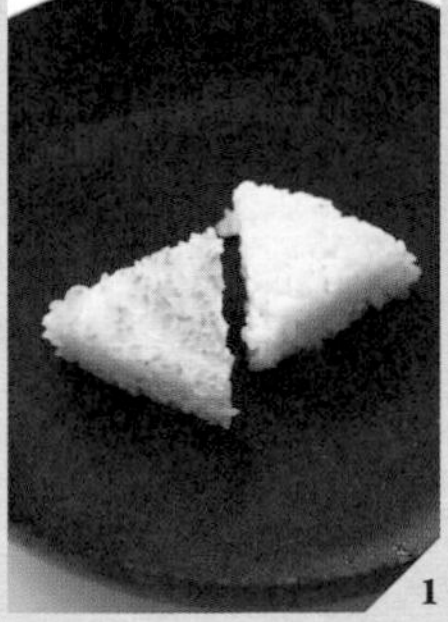
1

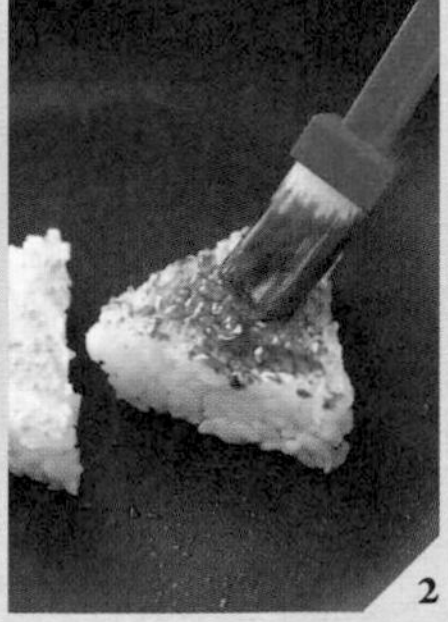
2

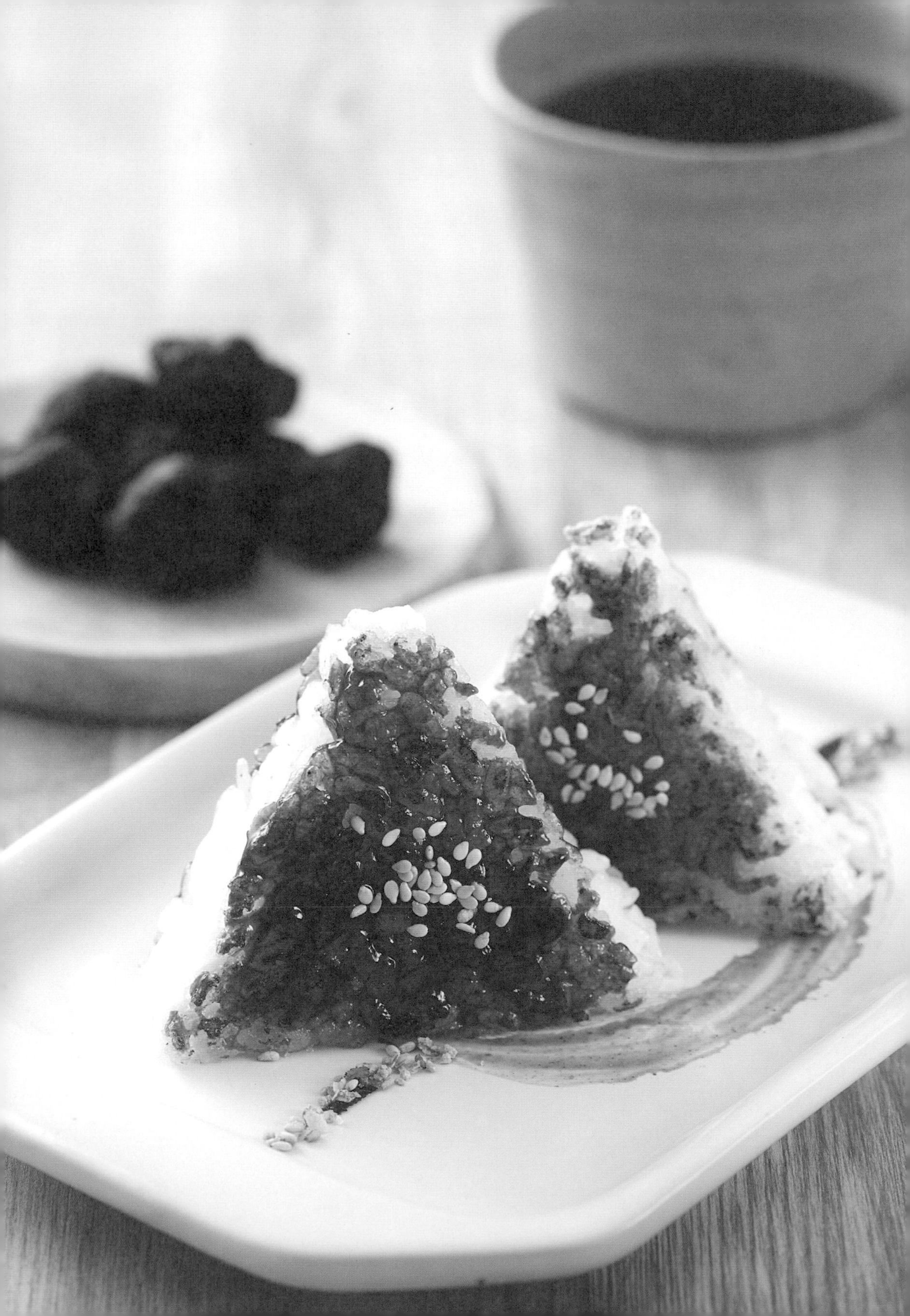

糯米・酒釀產後溫補品

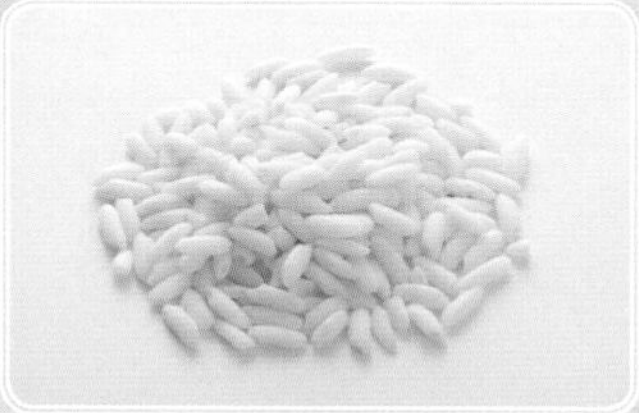

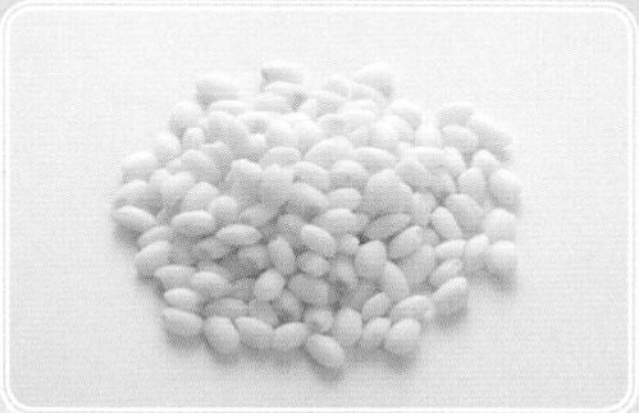

糯米性味甘溫，可補脾肺虛寒、堅大便、縮小便、收自汗。

我特別喜愛喝酒釀，尤其是產後月子期間的早餐，幾乎都是煮酒釀當成一天暖胃的開始。因為酒釀是性溫的糯米煮熟發酵後而成，特別具有溫補之性，配合補血的食材，比如，和桂圓肉一起燉煮，除了補血亦可幫助子宮收縮，排出惡露，特別適合產後虛弱的身體服用。

糯米適合脾肺虛寒型的人食用，這體質的人往往容易腹瀉或排便較軟，且容易伴隨頻尿或汗多，也常見支氣管較弱，容易喘咳或過敏等現象。由於糯米不容易消化，所以肉粽就不適合大病初癒的人食用，而老人和小兒也要少量食用較好，吃太多會影響腸胃消化，造成脹氣和便秘的加重。

由於糯米澱粉屬性和一般稻米不同，經過煮熟之後，其黏性比較大，也因此較不易消化吸收。必須在口中多嚼幾次，藉由唾液中所含的唾液澱粉酶和食物充分接觸與混合，可以幫助糯米黏稠的成分分解成更容易液化的狀態，以助人體吸收。如果不小心吃多了造成肚子脹氣不舒服，這時候趕緊喝些蘿蔔湯，就能有效幫助消化。因蘿蔔本身具有行氣、消食的功效，且蘿蔔含大量膳食纖維，可以幫助排便，改善因為吃糯米造成的脹氣或便祕問題。

蕎麥・開胃消食止瀉功

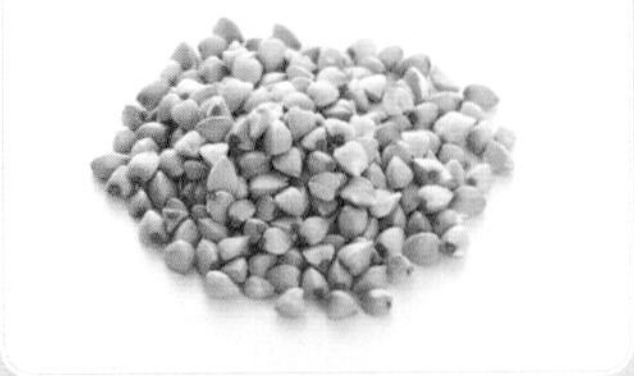

蕎麥性甘微涼，亦能開胃、磨積（幫助積滯的腸胃疏通）、消食，但不可一次吃太多或太常吃，因為吃多了很容易引發痼疾（舊有的疾病）。

唐代名醫孫思邈就曾提過，「若多食頻食則難以消化，久食則動風，讓人頭暈眩，甚則患熱風（熱性疾病），造成鬍子或眉毛容易脫落。」聽起來挺嚇人的，雖然現在的研究未做過類似的研究或統計，但是古人的經驗可做為參考，凡事適量就好，才是健康之道。

蕎麥性收斂，能止瀉，若是容易腹瀉的體質，偶爾吃些蕎麥，對於腸胃功能改善會有幫助。

若是吃到不乾淨的食物而造成腹瀉，這時候可以先將蕎麥炒熟，加水煮十五分鐘，瀝去蕎麥，加些砂糖慢慢喝完，對於腹瀉改善會有所助益。

麥芽

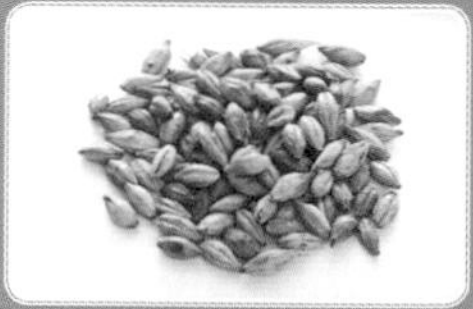

消食除脹寬腸胃

大麥芽，性味鹹溫，能開胃、健脾、行氣、消積。

麥芽中含有幫助澱粉消化的α-澱粉酶。在中醫古籍中，麥芽能助胃氣、寬腸胃、化米麵果食積，可消食除脹。現今的研究則發現，α-澱粉酶能將澱粉切斷成長短不一的短鏈糊精和少量的低分子糖類，從而使澱粉糊的黏度迅速下降，即起到降低稠度和「液化」的作用。

所以吃多了糯米和麵粉難消化之物，如湯圓或肉粽，這時候來點麥芽煮的茶，就不用擔心肚子會脹得難受了。

綠豆

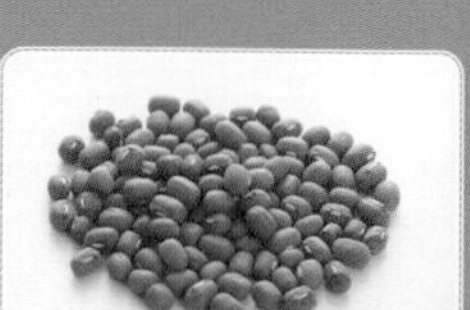

解毒必備之藥

綠豆有解毒功效，若是因病毒感染導致的腸胃不適，如腹瀉，用綠豆來煮水喝，其清熱利濕解毒的功效會較強。

用綠豆煮水，要注意不可加糖，而且不需將綠豆煮到很爛，綠豆煮熟外皮未爛，即可關火；喝其水便可。因其涼在皮，功效在綠豆皮上；久煮到爛，清熱解毒的功效就會大減，可要特別注意呢。

綠豆有解毒的功效，就是消除藥性的能力，所以有服用藥物的朋友，在治療期間不要喝太多綠豆湯或綠豆水，以免吃進的藥物也一併消除其藥效，那就白吃了。

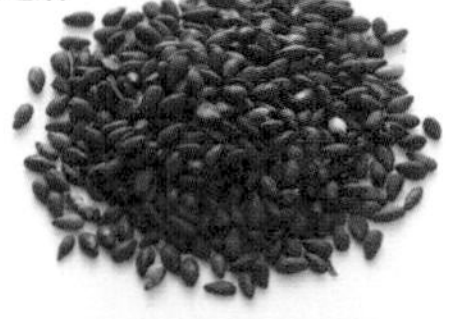

黑芝麻

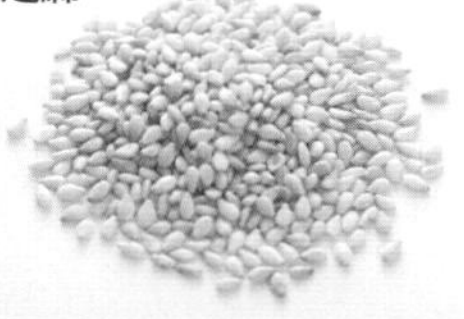

白芝麻

芝麻．潤肺通便美膚佳

芝麻性味甘平，可潤五臟、益肝腎、堅筋骨、烏髭髮、利大小腸。

芝麻含有輔酵素Q10，除了能保養肌膚，並能強化呼吸道功能。

《本草備要》言其性味甘平，能「補肺氣、益肝腎……烏鬚髮，利大小腸。」其中因有滑腸之效，所以芝麻吃多了很容易腹瀉，在臨床治療時多會搭配白朮同用。

芝麻含油量高有助於通便，可說是長期受便祕所困擾的人的救星，家中若有長輩或小孩容易有便祕問題的，早餐時多喝些芝麻粥，就可幫助改善便祕的狀況。而芝麻所含的輔酵素Q10，更是現代美女趨之若鶩的天然保養品。想節省些保養品的花費嗎？那就多吃些芝麻吧。

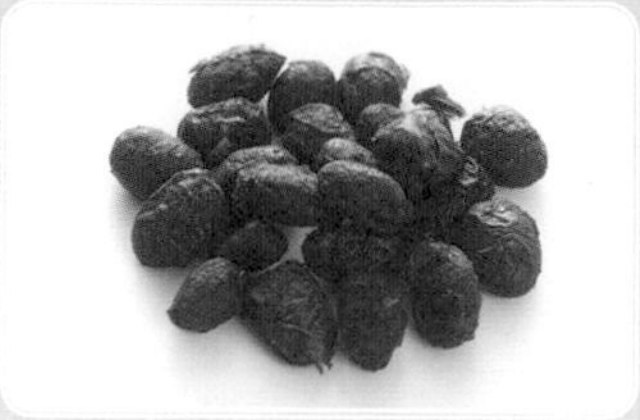

豆豉・傷風發汗治失眠

豆豉是我們從小吃到大的居家食材，阿嬤們都會用黑黑的鹽豆豉蒸魚，蒸出來的魚不用加其他調味料，只要放些蔥、薑絲，就超鮮甜好吃。而早餐的稀飯，除了常搭配豆腐乳外，也會搭配豆豉一起享用。

日本人愛吃黃豆發酵的納豆飯，而我們則是愛吃黑豆發酵的黑豆豉，兩者都富含營養素，除了酵素外，也有充足的維生素B群。

豆豉也是一味中藥材，而且早在漢代時就已使用，在《傷寒論》中便用梔子豉湯治療汗吐下（古代治療方法，透過發汗、嘔吐、排便來治療失衡的身體）後導致的虛煩不得眠、心中懊憹（胃不舒服），因為豆豉含有豐富酵素，能開胃進食、助消化，腸胃舒服了，人也舒服了，也才能好好安睡。

若是出現宿食不化，口中有酸臭味，胃脹不舒，這時多用些豆豉入菜，或用鹽豆豉配些稀飯吃，都能緩解不適的症狀。

黑豆・解毒補腎止腰痛

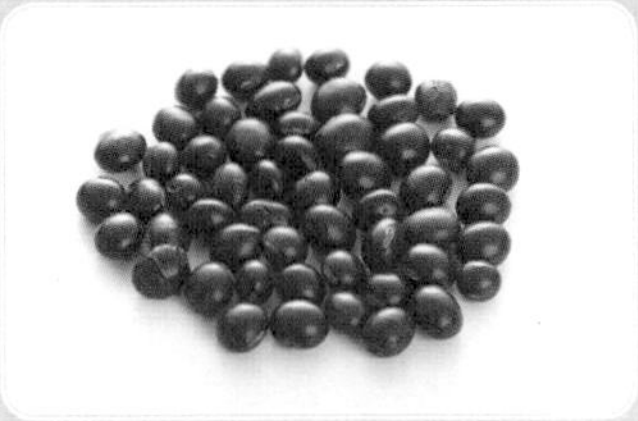

黑豆性甘寒，其功能入腎顧腰，利水活血，消腫止痛。

黑豆是我特別喜愛的食物之一，可以消水腫，又能幫助產後餘血（惡露）排出，兼治產後腰痛。

黑豆有一個特別的療效，就是解毒；明代名醫李時珍就曾提過其解毒功效，他說：「古方皆說大豆解百藥毒，我試了許多次卻發現效果不佳，後來加入甘草，才發現解毒效果很明顯且奇特。」

古人的發現，我不敢剽竊，公諸給大家知道，尤其現在食品添加物不少，有的是合格，有的卻不知合格與否，我們無法一一檢測，但平常可以做的是，多吃些幫助身體解毒和排毒的食物，對於身體的修護會有一定程度的幫助。

但與其聽信「講得天花亂墜」的排毒方法或昂貴食品，我寧願相信千百年前的古人，用一片赤誠之心寫下的臨床體驗。古代名醫不會為了賺錢而昧著良心寫下他的體驗，他們重名甚於重錢，而這名亦非浮世虛名，虛名不經時間考驗，唯有「真心」才是歷久彌芳。

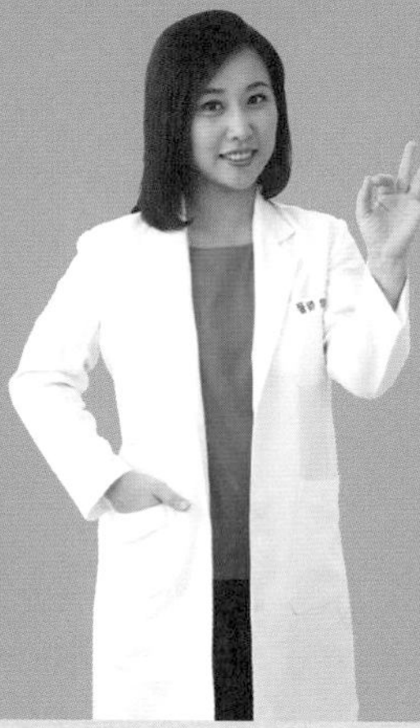

Dr. Lee 小叮嚀

黑豆茶要加入甘草，解毒的效果才會明顯。現在食品添加物氾濫，大家平常可喝些黑豆甘草茶幫助身體排毒和解毒喔。

排毒黑豆甘草茶

材料：黑豆1/3碗、生甘草10g、水3碗

作法：

1. 黑豆洗淨加入一碗水，浸泡30分鐘。
2. 加入生甘草，再加入兩碗水，放入電鍋中燉煮30分。
3. 濾去黑豆和甘草，將黑豆水慢慢喝完即可。

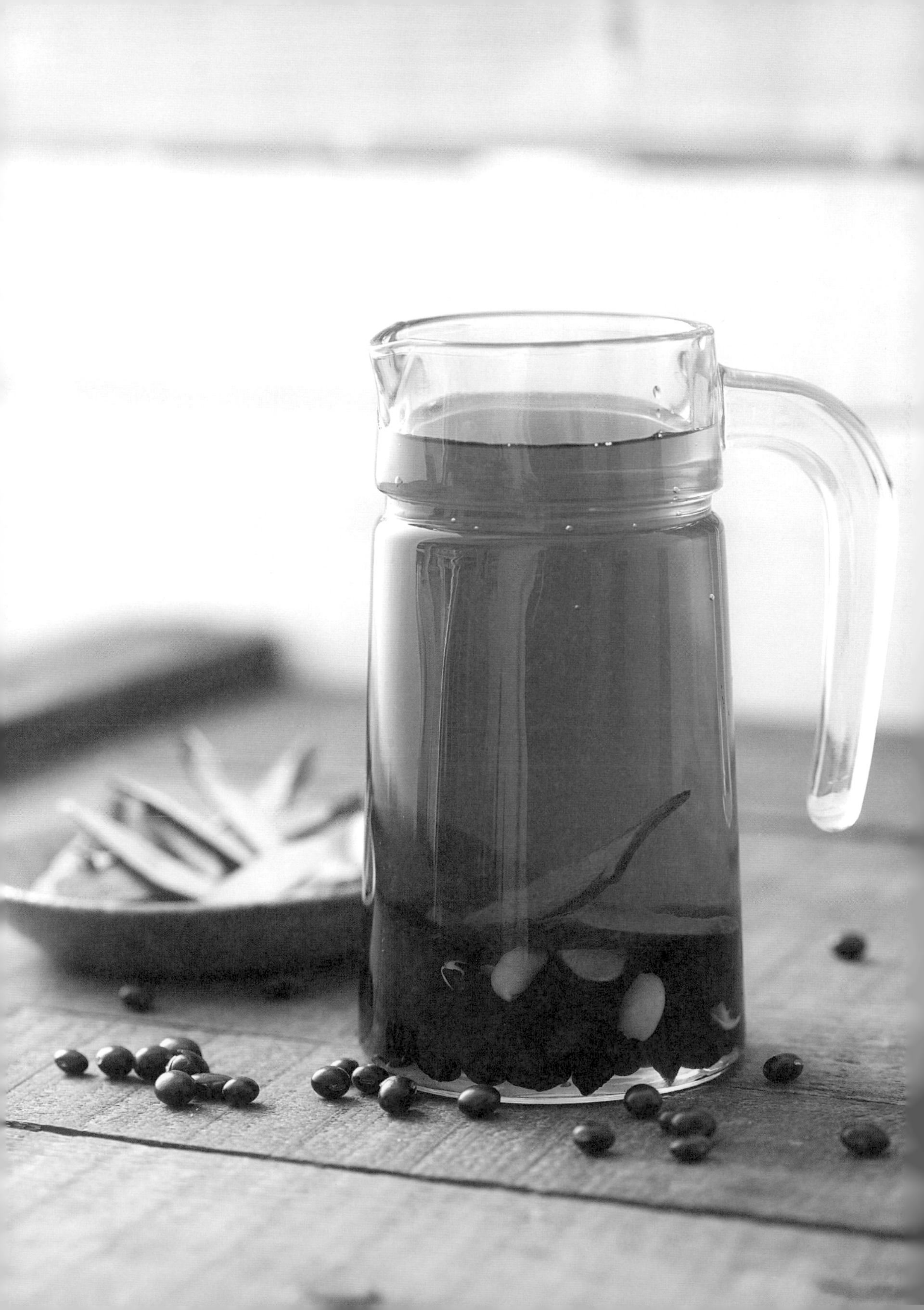

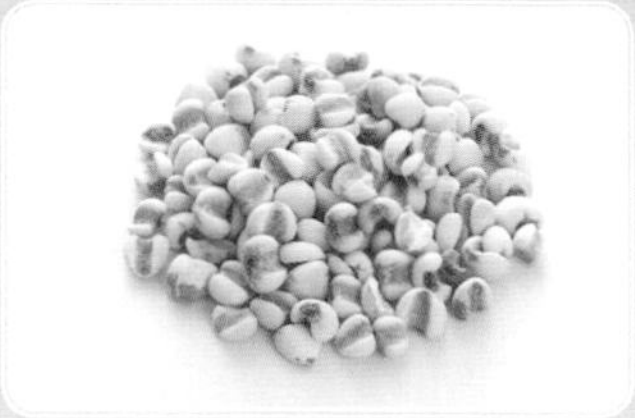

薏仁・排水消腫且通經

性味甘微寒，藥用為大薏仁，能健脾、消腫、行水、活血。許多人都把薏仁當成美白食品，但其實在古代倒不常使用薏仁來美白，反倒比較常用來治療肺部疾病，或是腳氣，也就是腳部的水腫，以水氣不行之疾為主。如《金匱藥略》所提：「周痹緩急者，薏苡附子湯主之。」或治療腸癰之病，用薏苡附子敗醬散主之（相當於現在的腸發炎疾患，如大腸憩室炎或闌尾炎）。可見薏仁的藥用價值不斐。

我分享一個自身的經驗，我曾為了美白而天天服用薏仁湯，但這段時間我發現一件很奇特的事，就是到了經行期間，就會滴滴答答拖很久，本來六天左右就可以乾淨結束的月經，硬是拖了近兩星期；左思右想後來才悟出，薏仁其實有活血功效。但活血功效卻從未在古籍上記載，唯一記載的是可墮胎，所以後來我常提醒大家，有懷孕或剛好在月經期的女孩子，這段時間最好不要吃薏仁，避免薏仁的活血功效影響到胎兒或月經。

體質較虛寒的人，想吃薏仁又怕太寒，可以先微炒過，再來蒸煮食用。

松子・中西皆愛的美顏方

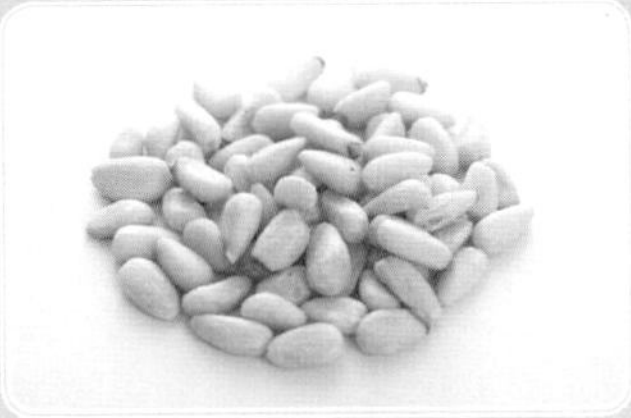

《本草綱目》中記載，「松子色白，散水氣、潤五臟。主虛羸少氣補不足，久服輕身不老延年。」

松子的美味，東西方都把其入藥或入菜。《紅樓夢》中便有一道賈母愛吃的名菜——「松穰（松子）鵝油卷」，也是特製的護膚點心。

我自己也很喜愛松子的美味，只是近幾年松子悄悄的漲了好多，有一次在菜市場向五穀雜貨行詢問松子的價格，一斤要價四、五百元，比起其他的五穀雜糧，松子可說是貴族的價格。

多年前我在歐洲旅行時，發現義大利人也很喜愛在麵中加入松子增添其美味，就連咖啡中都少不了松子香。看來，松子不僅是東方人喜歡，西方人同樣很懂松子所具備的功效呢！

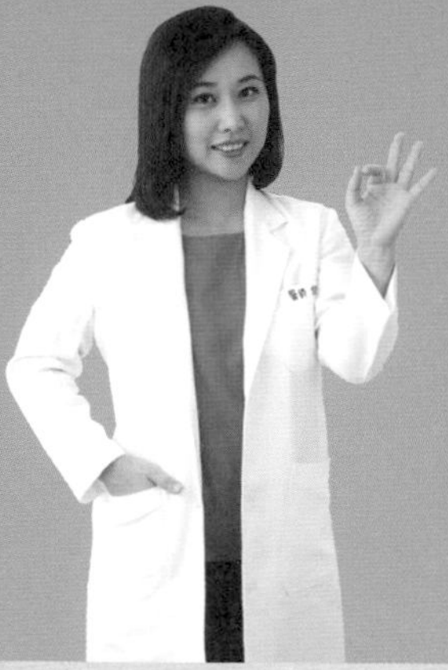

Dr.Lee 私房偏方

此道料理可以純素，也可以加入些肉絲或海鮮，如花枝或蝦子，更添風味。而如果廚房剛好沒有義大利麵，又希望可以快速準備一餐，可用隔夜的白飯取代義大利麵，在將肉絲炒香後加入冷飯以大火拌炒，再倒入羅勒松子醬拌勻便可。羅勒與松子的香搭配起士，會讓人忍不住一口接一口的享用呢！

羅勒松子麵（三人份）

材料：義大利細麵200g、羅勒（或九層塔）50g、松子50g、蒜碎10g、洋蔥1/4顆、帕馬森乾酪20g（或高達乳酪，或起士片）、橄欖油15cc、牛奶40cc、白酒（或米酒）20cc、鹽1匙、白胡椒少許、奶油20g

作法：

1. 將羅勒、松子（先用烤箱烤香）、橄欖油、牛奶、白胡椒用食物調理機攪拌到成細末狀，即製作成羅勒松子醬了。（圖1）
2. 燒一鍋水，加入1匙鹽，水滾後放入義大利麵。
3. 等待再次水滾，轉中火，麵條煮約7分鐘左右，呈現外熟內微硬口感即可取出瀝乾。
4. 拿一炒鍋，熱鍋，放入奶油和大蒜，炒香。
5. 放入洋蔥絲拌炒，加入肉絲（或海鮮料），大火快炒到肉絲變色。
6. 加入白酒和鹽，再放入瀝乾的麵條拌炒。
7. 放入羅勒松子醬，以小火拌勻到呈現黏稠狀即可。
8. 起鍋後可以再灑上些許烤香的松子粒和起士粉，並點綴少許羅勒葉。

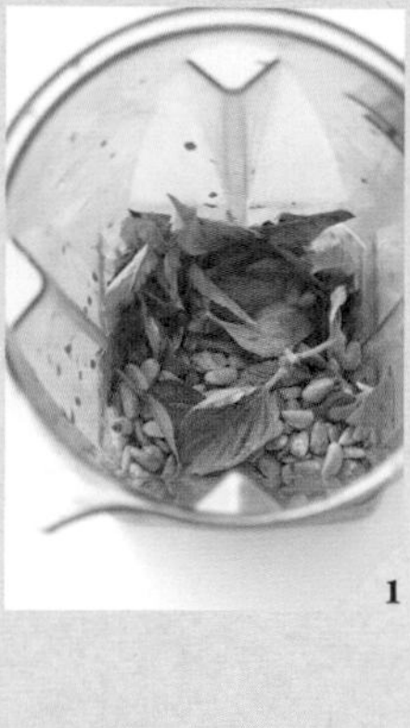

1

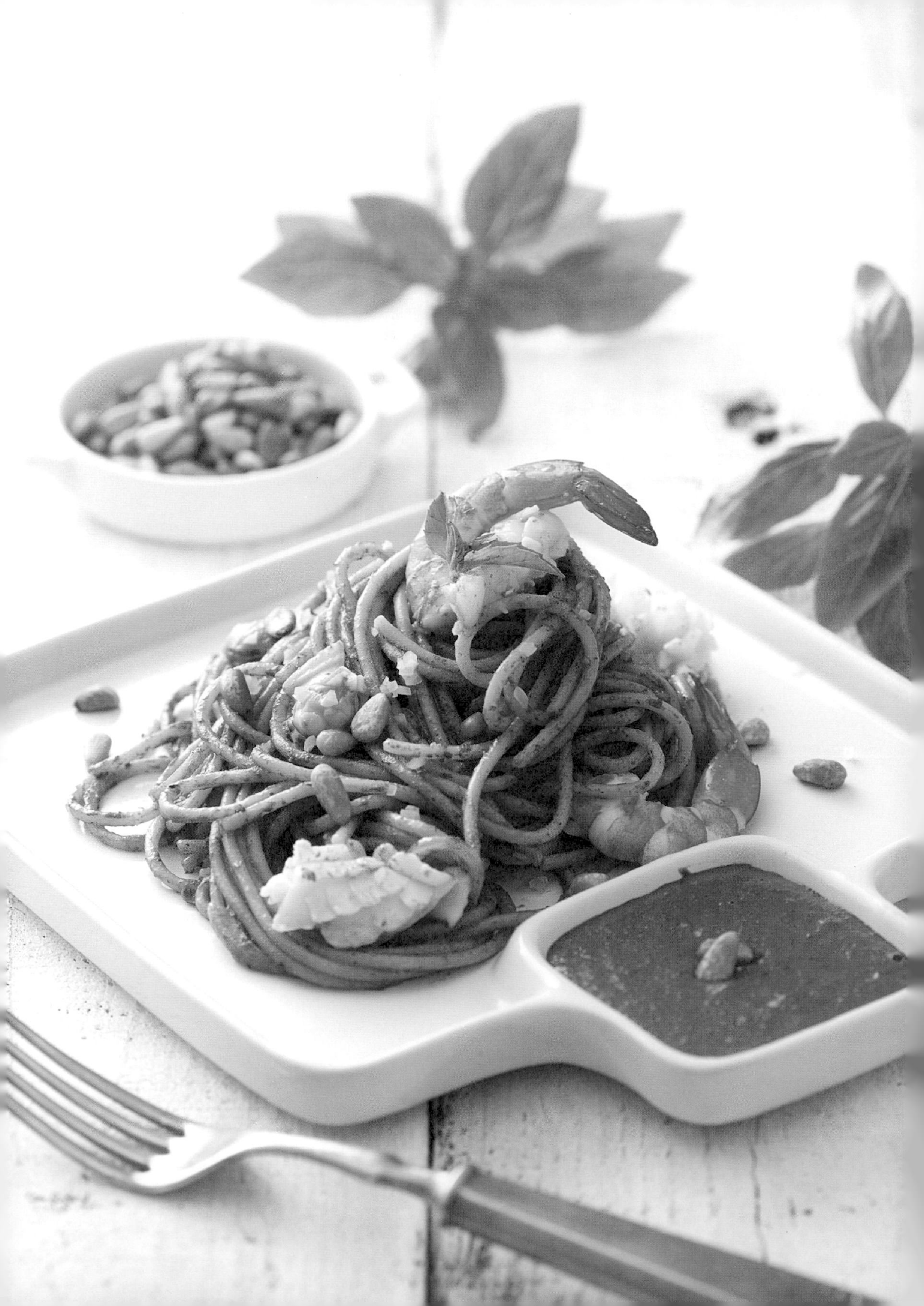

胡桃〔皮〕

小小胡桃大大功效

中醫講究「以形補形」，小小的胡桃就形似縮小版的人腦，故具備健腦的功效。味甘氣熱，入腎，能溫肺潤腸，補氣養血。上能治虛寒喘嗽，下治腰腳虛痛，內治心腹諸痛，外治瘡腫諸毒。

胡桃仁中的膈膜，在古代曾用以治療耳鳴，也是取其補腎之功效。在醫方中有一名方為青蛾丸，就是以胡桃入藥；有趣的是，還有以此方功效為詩，而流傳下來：「三年時節向邊隅，人見方知藥力殊，奪得春光來在手，青蛾休笑白髭鬚。」

胡桃可以治療久咳久喘，也能改善老人家腰腳無力或痠痛，還能滋潤皮膚，但都必須久服方能見功效。所以可以每天吃六、七顆的胡桃，幫助滋補身體的腎氣。若是長期服用胡桃，還能改善失眠。

胡桃糊

材料： 胡桃60g、白芝麻20g、牛奶350g、花生醬1小湯匙（可加或不加）

作法：

1. 將胡桃用乾鍋以小火炒香，取出置於小碗，備用。（圖1）
2. 白芝麻同樣用乾鍋以小火炒香，取出置於小碗，備用。
3. 將兩者倒入果菜機中，加入牛奶打成細末狀，混合均勻。（圖2）
4. 倒入大碗中加入一小匙花生醬，放入電鍋中加熱。外鍋放約20cc的水。
5. 加熱完成後，趁熱食用。

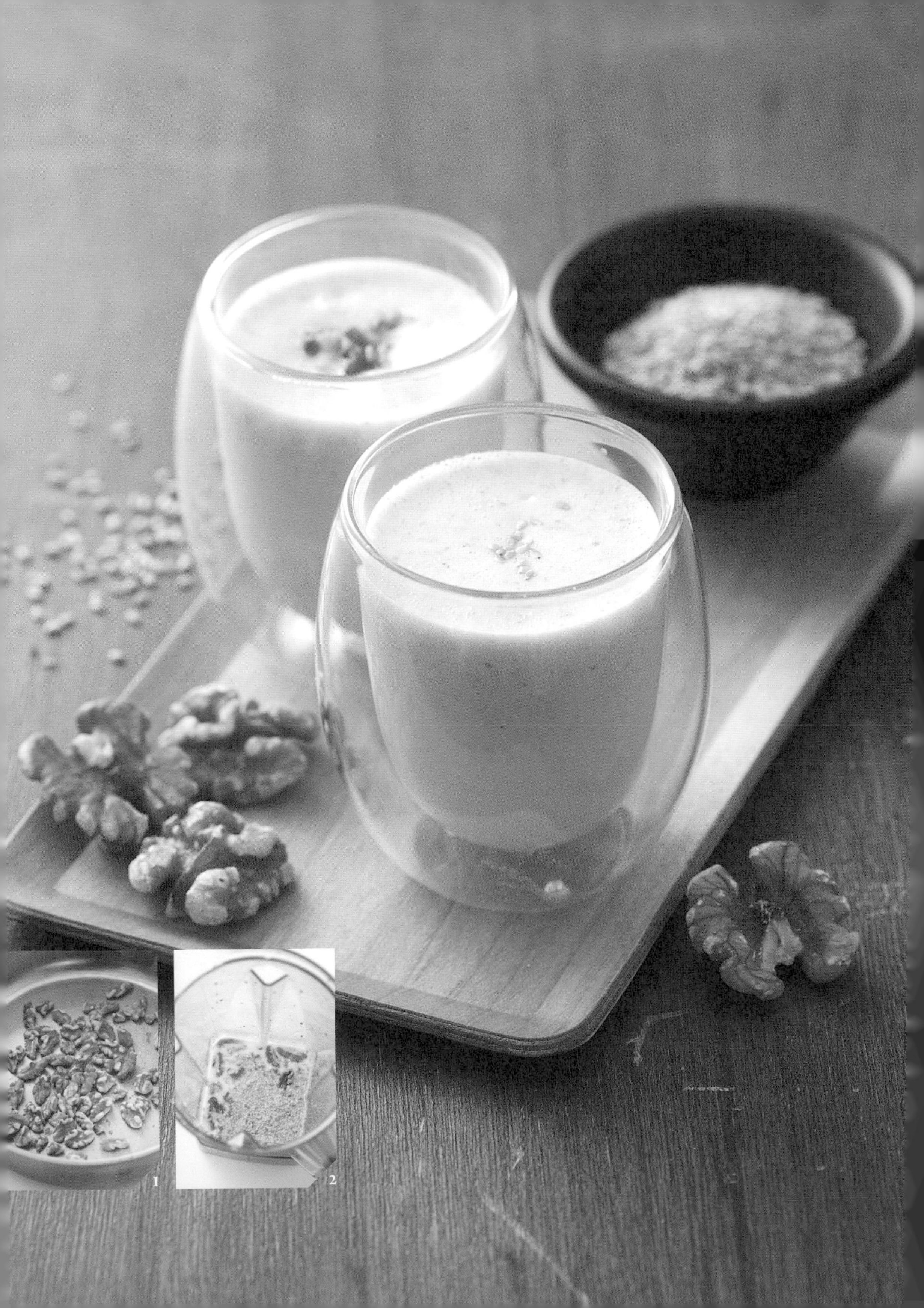

1

2

花生・外皮止血仁通便

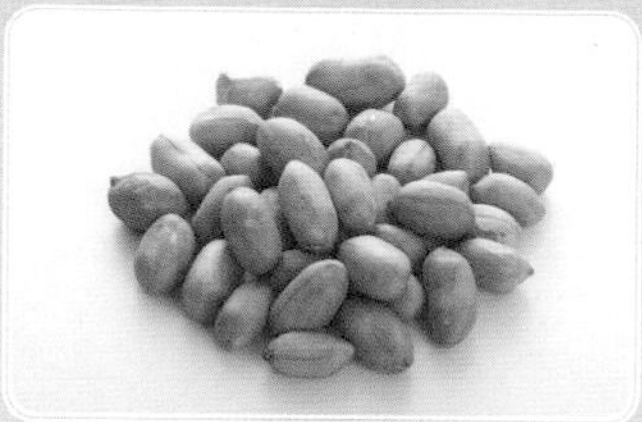

花生別名長生果，煮食性味甘平，炒食則性味甘溫。又名落花生，因花受精後會伸長向地，後深入地下結果，內藏其種子，花落即生也。

炒食的花生容易上火生痰，但煮食的花生就比較不易上火。身體若缺乏維生素B_1，會造成腳氣病，出現肌肉萎縮、心臟無力、食欲不振、便祕等症狀，嚴重的還會出現水腫，容易在老人家或營養不良時發生。所以家中若有長者，偶爾可煮些花生湯給他們食用，補充天然植物性蛋白質和維生素B_1，會比較有體力，且還能潤肺化痰兼幫助排便；但記住要用煮食的才好。

花生衣，就是花生的外層皮，是非常好的止血藥，容易胃出血的讀者，平時可以多補充些花生衣。下次吃花生時，可要記住連著皮一起吃更健康。

國家圖書館出版品預行編目資料

廚房裡的中醫師 / 李思儀著. -- 初版. -- 臺北市：商周出版：家庭傳媒城邦分公司發行, 2013.10
面；　公分. --（商周養生館；41）
ISBN 978-986-272-476-7（平裝）

1.食療 2.養生

413.98　　　102020559

商周養生館 41

廚房裡的中醫師

作　　者／李思儀
企劃選書／黃靖卉
責任編輯／彭子宸

版　　權／翁靜如
行銷業務／黃崇華
總 編 輯／黃靖卉
總 經 理／彭之琬
發 行 人／何飛鵬
法律顧問／台英國際商務法律事務所羅明通律師
出　　版／商周出版
台北市104民生東路二段141號9樓
電話：(02) 25007008　傳真：(02)25007759
E-mail：bwp.service@cite.com.tw
發　　行／英屬蓋曼群島商家庭傳媒股份有限公司城邦分公司
台北市中山區民生東路二段141號2樓
書虫客服服務專線：02-25007718；25007719
服務時間：週一至週五上午09:30-12:00；下午13:30-17:00
24小時傳真專線：02-25001990；25001991
劃撥帳號：19863813；戶名：書虫股份有限公司
讀者服務信箱：service@readingclub.com.tw
城邦讀書花園 www.cite.com.tw
香港發行所／城邦（香港）出版集團
香港灣仔駱克道193號東超商業中心1樓_ E-mail : hkcite@biznetvigator.com
電話：(852) 25086231　傳真：(852) 25789337
馬新發行所／城邦（馬新）出版集團【Cite (M) Sdn Bhd】
41, Jalan Radin Anum, Bandar Baru Sri Petaling, 57000 Kuala Lumpur, Malaysia.
電話：(603) 90578822　傳真：(603) 90576622

封面設計／林曉涵
內頁設計／林曉涵
攝　　影／廖家威
食譜協力製作／林志哲
造型設計／翁渝淇
印　　刷／前進彩藝有限公司

■2013年10月29日初版　　Printed in Taiwan
■2016年5月3日初版7刷
定價280元

城邦讀書花園
www.cite.com.tw

 ISBN 978-986-272-476-7

商周出版

廣　告　回　函
北區郵政管理登記證
北臺字第**000791**號
郵資已付，免貼郵票

104　台北市民生東路二段141號2樓

英屬蓋曼群島商家庭傳媒股份有限公司城邦分公司　收

請沿虛線對摺，謝謝！

商周出版

書號：**BUD041**　　書名：廚房裡的中醫師　　編碼：

請於此處用膠水黏貼

商周出版

讀者回函卡

感謝您購買我們出版的書籍！請費心填寫此回函卡，我們將不定期寄上城邦集團最新的出版訊息。

不定期好禮相贈！
立即加入：商周出版
Facebook 粉絲團

姓名：＿＿＿＿＿＿＿＿＿＿ 性別：☐男 ☐女

生日：西元＿＿＿＿年＿＿＿＿月＿＿＿＿日

地址：＿＿＿＿＿＿＿＿＿＿

聯絡電話：＿＿＿＿＿＿＿＿ 傳真：＿＿＿＿＿＿＿＿

E-mail ：

學歷：☐ 1. 小學 ☐ 2. 國中 ☐ 3. 高中 ☐ 4. 大學 ☐ 5. 研究所以上

職業：☐ 1. 學生 ☐ 2. 軍公教 ☐ 3. 服務 ☐ 4. 金融 ☐ 5. 製造 ☐ 6. 資訊
☐ 7. 傳播 ☐ 8. 自由業 ☐ 9. 農漁牧 ☐ 10. 家管 ☐ 11. 退休
☐ 12. 其他＿＿＿＿＿＿＿＿

您從何種方式得知本書消息？

☐ 1. 書店 ☐ 2. 網路 ☐ 3. 報紙 ☐ 4. 雜誌 ☐ 5. 廣播 ☐ 6. 電視
☐ 7. 親友推薦 ☐ 8. 其他＿＿＿＿＿＿＿＿

您通常以何種方式購書？

☐ 1. 書店 ☐ 2. 網路 ☐ 3. 傳真訂購 ☐ 4. 郵局劃撥 ☐ 5. 其他＿＿＿＿

您喜歡閱讀那些類別的書籍？

☐ 1. 財經商業 ☐ 2. 自然科學 ☐ 3. 歷史 ☐ 4. 法律 ☐ 5. 文學
☐ 6. 休閒旅遊 ☐ 7. 小說 ☐ 8. 人物傳記 ☐ 9. 生活、勵志 ☐ 10. 其他

對我們的建議：＿＿＿＿＿＿＿＿＿＿

【為提供訂購、行銷、客戶管理或其他合於營業登記項目或章程所定業務之目的，城邦出版人集團（即英屬蓋曼群島商家庭傳媒（股）公司城邦分公司、城邦文化事業（股）公司），於本集團之營運期間及地區內，將以電郵、傳真、電話、簡訊、郵寄或其他公告方式利用您提供之資料（資料類別：C001、C002、C003、C011 等）。利用對象除本集團外，亦可能包括相關服務的協力機構。如您有依個資法第三條或其他需服務之處，得致電本公司客服中心電話 02-25007718 請求協助。相關資料如為非必要項目，不提供亦不影響您的權益。】

1.C001 辨識個人者：如消費者之姓名、地址、電話、電子郵件等資訊。
2.C002 辨識財務者：如信用卡或轉帳帳戶資訊。
3.C003 政府資料中之辨識者：如身分證字號或護照號碼（外國人）。
4.C011 個人描述：如性別、國籍、出生年月日。

請於此處用膠水黏貼